LIVROS QUE
CONSTROEM

Biblioteca "SAÚDE" — 37

Volumes publicados:

1. *Controle sua Pressão*	W. A. Brams
2. *Vença o Enfarte*	W. A. Brams
3. *Glândulas, Saúde, Felicidade*	W. H. Orr
4. *Cirurgia a Seu Alcance*	R. E. Rotenberg
5. *Ajude Seu Coração*	Vários autores
6. *Saúde e Vida Longa Pela Boa Alimentação*	Lester Morrison
7. *Guia Médico do Lar*	Morris Fishbein
8. *Vida Nova Para os Velhos*	Heins Woltereck
9. *Coma Bem e Viva Melhor*	Ancel e Margareth Keys
10. *O Que a Mulher Deve Saber*	H. Imerman
11. *Parto Sem Dor*	Pierre Vellay
12. *Reumatismo e Artrite*	John H. Bland
13. *Vença a Alergia*	Harry Swartz
14. *Manuais de Primeiros Socorros*	Hoel Hartley
15. *Cultive Seu Cérebro*	Robert Tocquet
16. *Milagres da Novocaína*	Henry Marx
17. *A Saúde do Bebê Antes do Parto*	Ashley Montagu
18. *Derrame - Tratamento e Prevenção*	John E. Sarno/Marta T. Sarno
19. *Viva Bem Com a Coluna Que Você Tem*	José Knoplich
20. *Vença a Incapacidade Física*	Howard A. Rusk
21. *O Bebê Perfeito*	Virgínia Apgar/Joan Beck
22. *Acabe com a Dor!*	Roger Dalet
23. *Causas Sociais da Doença*	Richard Totman
24. *Alimentação Natural - Prós & Contras*	Maria C. F. Boog, Denise G. Da Motta e Avany X. Bon
25. *Dor de Cabeça - Sua Origem/Sua Cura*	Claude Loisy e Sidney Pélage
26. *O Tao da Medicina*	Stephen Fulder
27. *Chi-Kong - Os Exercícios Chineses de Saúde*	G. Edde
28. *Cronobiologia Chinesa*	Gabriel Faubert e Pierre Crepon
29. *Nutrição e Doença*	Carlos Eduardo Leite
30. *A Medicina Nishi*	Katsuso Nishi
31. *Endireite as Costas*	José Knoplich
32. *Medicinas Alternativas*	Vários autores
33. *A Cura Pelas Flores*	Aluízio J. R. Monteiro
34. *Laboratório & Sangue de Rotina* (Ibrasa-Champagnat)	Selma Campestrini
35. *Tecnologia Simplificada na Amamentação* (Ibrasa-Champagnat)	Selma Campestrini
36. *Domine Seus Nervos*	Claire Weekes

A Medicina Ayur-Védica

Dados Internacionais de Catalogação na Publicação (CIP)
(Câmara Brasileira do Livro, SP, Brasil)

Edde, Gérard, 1947-
A medicina ayur-védica : como tratar a si mesmo pelas terapias tradicionais da Índia / Gérard Edde ; prefácio do Dr. J.C. de Tymowski ; tradução de Eliane Kanner. -- São Paulo : IBRASA, 1993. -- (Biblioteca saúde ; v. 37)

Bibliografia.

1. Medicina ayurvedica 2. Meditação transcendental I. Título. II. Título: Como tratar a si mesmo pelas terapias tradicionais da Índia. III. Série.

CDD-615.53
93-0091 NLM-WB 960

Indices para catálogo sistemático:

1. Ayurvedica : Terapias : Medicina 615.53
2. Medicina ayurvedica 615.53

GÉRARD EDDE

A MEDICINA AYUR-VÉDICA

Como tratar a si mesmo pelas terapias tradicionais da Índia

Prefácio do
DR. J. C. DE TYMOWSKI

Tradução de
ELIANE KANNER

4ª EDIÇÃO

IBRASA
INSTITUIÇÃO BRASILEIRA DE DIFUSÃO CULTURAL LTDA.
SÃO PAULO

Título do original francês:

LA MÉDICINE AYUR-VÉDIQUE

IBRASA
INSTITUIÇÃO BRASILEIRA DE DIFUSÃO CULTURAL LTDA.

Rua 13 de Maio, 446
Telefax: (11) 3284-8382
01327-000 - São Paulo, SP
ibrasa@ibrasa.com.br

www.ibrasa.com.br

Impresso em 2010

IMPRESSO NO BRASIL - PRINTED IN BRAZIL

O Autor

Nascido em 1947, Gérard Edde dedicou-se totalmente aos métodos naturais de saúde, principalmente aos de origem chinesa. As várias viagens profissionais ao sudoeste da Ásia permitiram-lhe descobrir o conjunto dos métodos terapêuticos orientais, tanto a acupuntura como a alimentação natural, a fisioterapia e os exercícios de saúde. Ele concluiu sua formação com diversos professores orientais de importância: os doutores Vasant Lad e Trivédi na área da Ayur-Veda, o doutor Lu para a área de terapia chinesa e o médico lama Trogawa Rimpoche para a área de terapia tibetana. Nos últimos anos ele também se encontrou com os maiores pesquisadores da medicina tradicional, como o doutor Bhagwan Dash (da Índia), o doutor Motoyama (do Japão) e o doutor Wu Wei Ping (da China).

Gérard Edde se formou pelo North American College of Chinese Herbalism e pelo North American College of Chinese Manipulative Therapy (Vancouver) e pela Chiansi University (Taiwan), além de membro da North American Association of Acupunture (Chicago). Ele ensina as terapias orientais ao público francês em várias associações, através de estágios, cursos e cassetes. Autor de várias obras de sucesso, Gérard Edde se dedica à tarefa de resgatar esses ensinamentos orientais de uma forma aplicável no Ocidente, sem perder o conteúdo essencial sob pretexto de "vulgarização".

Agradecimentos:

— Doutor Trivédi, diretor da Província de Hindustão (medicina), pelo yoga, Ayur-Veda, siddha, etc.

— Doutor Bhagwan Dash, assessor de Deputado do Ministério da Saúde de Nova Deli (Índia)

— Doutor Vasant Lad, professor de Medicina Ayur-Védica em Palo Alto (EUA)

— Hospital ayur-védico de Poona (Índia)

— Swami Yoga Anand

— Michèle Lecoeur, por sua ajuda nas traduções dos textos em inglês e alemão.

Ao ler este livro você fará uma **viagem apaixonante** por uma terra desconhecida do mundo médico ocidental e, conseqüentemente, **uma das mais férteis e promissoras** do universo terapêutico: a antiga e a moderna medicina tradicional da Índia, a **Ayur-Veda**.

Sumário

Segunda parte

TRATAMENTOS AYUR-VÉDICOS DE 37 AFECÇÕES

PREFÁCIO

A unidade na multiplicidade

O prefácio representa para um livro novo aquilo que os Reis Magos representaram para o menino Jesus. Ambos prestam homenagens a uma novidade mas, acima de tudo, trazem-lhe o fio condutor através da Tradição. Aqui a imagem é dupla: o que os reis magos traziam como presente era o ouro, a mirra e o incenso, que precisamente correspondem aos três princípios da medicina ayur-védica *(vayu, pitta* e *kapha)*.

Esse simbolismo dos reis magos significa também que as civilizações passadas sempre prestaram homenagens à criança recém-nascida e mostraram que o novo deve se integrar ao ambiente e ao passado.

A obra de Gérard Edde visa preencher um espaço num assunto relativamente desconhecido dos europeus. Sem diminuir seu trabalho, quero dizer que essa medicina ayur-védica, fruto da civilização indiana e indo-européia, já foi introduzida na Europa há muito tempo, em parte via medicina iraniana de Avicenne e, em parte, via as intermediárias Mongólia e Rússia. Mas, como sempre acontece, essas migrações são ao mesmo tempo deformações que terminam por fazer com que se esqueça a origem profunda das idéias.

O grande problema que surge, visto que foram traduzidas as grandes correntes filosóficas antigas, é o da procura da palavra adequada. O sistema ternário indo-tibetano é bastante semelhante ao conceito chinês Céu-Homem-Terra, no qual o Céu representa o mundo espiritual e divino, o Homem representa os seres vivos e a transformação, e a Terra representa a matéria.

Essa separação em três níveis é encontrada em todas as áreas, principalmente no campo médico. Gérard Edde traduziu *vayu* por "vento", *pitta* por "bílis" e *kapha* por "fleuma". Nosso mestre e amigo Dom Cyrill Korvin-Krasinski, em sua excelente obra *Die tibetische Medizinphilosophie,* traduziu esses mesmos termos por "ar", "bílis" e "muco".

— **Ar**: em sânscrito *vayu*; em tibetano *rlung*, em mongol *chi.*

— **Bílis**: em sânscrito *pitta*; em tibetano *mk'ris*, em mongol *schara.*

— **Muco**: em sânscrito *kapha*; em tibetano *bad-kan*, em mongol *badgan.*

Hoje em dia o conceito de fluido ou de humor é motivo de pilhéria para os médicos modernos. É por isso que eu acho preferível manter, às vezes, a palavra em sânscrito, tibetano ou mongol para evitar uma conotação pejorativa. O que temos que manter na medicina ocidental é, talvez, o interesse desse pensamento ternário encontrado, por exemplo, nas três camadas da pele: ectoderma, mesoderma e endoderma.

O que é preciso também gravar dessa obra é a importância dos fatores ambientais no surgimento das doenças. Nisso a medicina indo-tibetana aproxima-se bastante da medicina taoísta chinesa. As aproximações que se conseguiu fazer com a medicina chinesa foi o de associar o Yang (princípio masculino) à energia *schara (pitta),* o Yin (princípio feminino) ao princípio *badgan (kapha)* e o terceiro princípio sustentado pela medicina chinesa, que é o Logos cósmico, isto é, o princípio espiritual encarnado pelo Tao, corresponderia ao *vayu* (sânscrito) e ao *chi* (mongol).

Poderíamos lembrar do preceito do célebre capítulo 42 do *Tao-to-king* de Lao-Tseu: *"O Tao engloba a Unidade, a*

Unidade engloba a Dualidade, a Dualidade engloba a Trindade, que engloba todas as criaturas".

Essa busca da Unidade na diversidade encontra-se também num grande símbolo da medicina indo-tibetana: o monograma sagrado denominado "rham bou dban'idan", que representa simbolicamente o Homem entre o Céu e a Terra, sendo o Céu representado pelos três princípios.

É desse ponto de vista que o estudo da medicina ayurvédica é interessante, pois ela sempre foi uma medicina de síntese e unitária, lembrando que o Homem, na multiplicidade de seus órgãos, não é nada mais que Um e parte integrante do Cosmos.

Portanto, nossos médicos materialistas e de análises, ao estudar e dividir o corpo humano em diversos sistemas orgânicos aos quais correspondem as especialidades (cardiologia, endocrinologia, reumatologia, psiquiatria...), fizeram com que se perdesse essa fisiologia unitária dos seres vivos.

Essa maneira analítica de pensar certamente não deve ser totalmente rejeitada. Ela permitiu progressos consideráveis no campo da medicina orgânica, mas revelou-se um fracasso para tudo aquilo que é funcional e psicossomático, bem como para certas doenças degenerativas e para certos males de civilização. É preciso reconhecer que as medicinas tradicionais taoístas e ayur-védicas são e sempre serão de grande valia para os médicos ocidentais.

Podemos incluí-las na categoria das medicinas suaves e sabemos que esse tipo de medicina se desenvolveu muito nos últimos trinta anos e atualmente estão batendo nas portas das universidades.

Estamos muito felizes por termos sido pioneiros no assunto, porém lamentamos que os universitários as vejam em seu aspecto meramente material. Quando escrevíamos estas linhas, no decorrer de uma entrevista, um ilustre professor cantou as vantagens das medicinas suaves. Porém elas não consistem, como ele dá a entender, em trocar os antibióticos químicos por óleos: é muito mais uma questão de mudança de mentalidade e espírito.

Agradecemos a Gérard Edde por trazer este livro útil para a edificação de uma medicina do Homem Total.

Dr. Jean Claude de Tymowski
Presidente da Aliança Médica Internacional.
Presidente de Honra da Sociedade Internacional de Acupuntura

INTRODUÇÃO

Ayur-Veda: Ciência da Vitalidade

O que significa a palavra sânscrita *Ayur-Veda? Veda* significa o conhecimento, o saber, é *Ayur* (ou *Ayu*) indica o *"corpo vivente religado ao mundo pelos cinco sentidos"*. Conseqüentemente, pode-se traduzir Ayur-Veda por *"conhecimento da vida humana"* ou *"ciência da vida humana"*. Essa ciência milenar tem, portanto, como objeto **o estudo das funções fisiológicas** (digestão, excreções...) e **mentais** (memória, emoções...) também. É dito nos antigos *Sutras*[1]: *"O objetivo principal da Ayur-Veda é a realização espiritual". Por fim, a alma (jiva)* deve se unir ao ser cósmico (ou divino) e o corpo em si já representa uma espécie de doença que impede a alma de viver livremente, principalmente se ele apresentar problemas de saúde.

A definição da Ayur-Veda é dada por um dos maiores livros clássicos da medicina natural: o *Charaka samhita*. Essa obra, composta de 120 capítulos (12.000 *sutras* ou versetes), é considerada *"uma das maiores realizações da ciência antiga da Índia"*, diz o professor Alex Wayman, da Universidade de Colúmbia (EUA).

A lenda de Charaka

Para compreendermos a história da Ayur-Veda temos que voltar aos tempos védicos da Índia (1000 a.C.), pois a ciência védica é considerada parte de um dos maiores livros sagrados: o *Atharva veda*[2]. Portanto, o germe dessa ciência antiga vem

1. Textos clássicos antigos que exerciam autoridade entre os eruditos.
2. Os *Vedas*, tradução de Jean Varenne (*Éditions Les Deux Océans*, Paris, 1984).

dos *Vedas,* que foram também o cadinho de outros métodos, como a filosofia espiritual e o yoga.

Porém a história concreta da Ayur-Veda começa com o texto sânscrito *Charaka samhita,* escrito no século II pelo médico Charaka e que seria o fruto do trabalho de Agnisava inspirado diretamente pela divindade Brahma (um dos três princípios sagrados da Índia, sendo os outros dois Vishnou e Shiva). A lenda diz que Charaka veio à Terra para se ocupar do bem-estar dos seres vivos: ele observou que estes se encontravam em um estado de saúde lastimável devido a várias doenças. Comovido com essa visão patética, ele se encarnou numa família de sábios e eruditos, redigiu os trabalhos de Agnisava e difundiu seus conhecimentos à humanidade.

Algumas autoridades científicas indianas acham que Charaka seria o célebre autor das Yogas sutras, o sábio Patanjali. Todavia, o professor Bhagwan Dash, que foi o tradutor para o inglês e delegado oficial no Ministério da Saúde de Deli, não é da mesma opinião, esclarecendo que os dois sábios escreveram tratados de medicina e de yoga, o que explica a íntima relação entre as duas ciências.

A Ayur-Veda é científica?

Essa é a primeira pergunta que pode fazer um ocidental que tenha entrado em contato com essa antiga medicina natural. Se definirmos a ciência como um "*savoir-faire* que transmite conhecimento, experiência e habilidade" (Micro Robert) e considerarmos que o sistema ayur-védico não tinha nada de dogmático e baseava-se em experiências (fisiológicas, anatômicas, cirúrgicas), podemos responder que ela é totalmente científica.

O médico Charaka (século II) descreveu claramente as seis virtudes de um terapeuta eficaz: conhecimento, espírito analítico e lógico, habilidade, memória, adaptabilidade e senso prático. Segundo o doutor Chandrashkar, de Bombaim, um dos mais eminentes médicos ayur-vedistas, "*essa ciência é, na verdade, uma combinação sutil de hipóteses racionais confirmadas pelas experiências práticas atuais"*. Essas experiências são feitas oficialmente pelo governo da Índia e do Sri Lanka (Ceilão) nos seus respectivos ministérios da saúde, onde **a Ayur-Veda é reconhecida como uma medicina totalmente à parte**, como a homeopatia e a alopatia (medicinas ocidentais modernas).

Além disso, nos textos antigos é esclarecido que a experiência deve confirmar ou invalidar as hipóteses (principalmente no texto de Susruta, século II). O versete 41 do primeiro capítulo dessa obra especifica: *"a ciência conhecida como Ayur-Veda descreve as etapas favoráveis ou difíceis, felizes ou infelizes da vida, aquilo que é bom e aquilo que é mau para a vida humana e para a sua evolução"*. O versete seguinte define o termo Ayu: *"a palavra Ayu inclui a combinação do corpo, dos órgãos dos sentidos, do espírito e da alma, e seus sinônimos são as palavras dhari (aquilo que impede o corpo de se regenerar), jivita (aquilo que mantém a vida), nityaga (aquilo que dá um substrato permanente ao corpo) e anvbandha (aquilo que transmigra de um corpo ao outro)"*.

"A causa das doenças às vezes provém do corpo e do espírito e da má utilização, da não-utilização e do excesso de utilização das faculdades mentais e sensoriais no tempo."

(*Charaka samhita,* cap. I, livro I)

"Os fatores patogênicos do corpo são os três humores **vata** (vento), **pitta** (bílis) e **kapha** (fleuma); os do espírito são **raja** (excitação) e **tama** (ociosidade)."

(*Charaka samhita,* cap. I, livro I)

Observação importante

Tendo em conta a legislação vigente, lembramos que os capítulos a seguir não devem, em hipótese alguma, ser considerados como ensinamentos médicos ou paramédicos.

Trata-se simplesmente de um ensinamento tradicional de higiene cuja aplicação fica sob sua total responsabilidade e competência.

PRIMEIRA PARTE

Ayur-Veda: métodos e princípios

"Toda doença é um passo em direção à cura, todo mal e toda dor uma harmonização com a natureza em direção ao bem, toda morte uma abertura em direção à imortalidade. Por que as coisas são assim? É o segredo de Deus que só as almas livres do egoísmo podem entender."

Sri Aurobindo

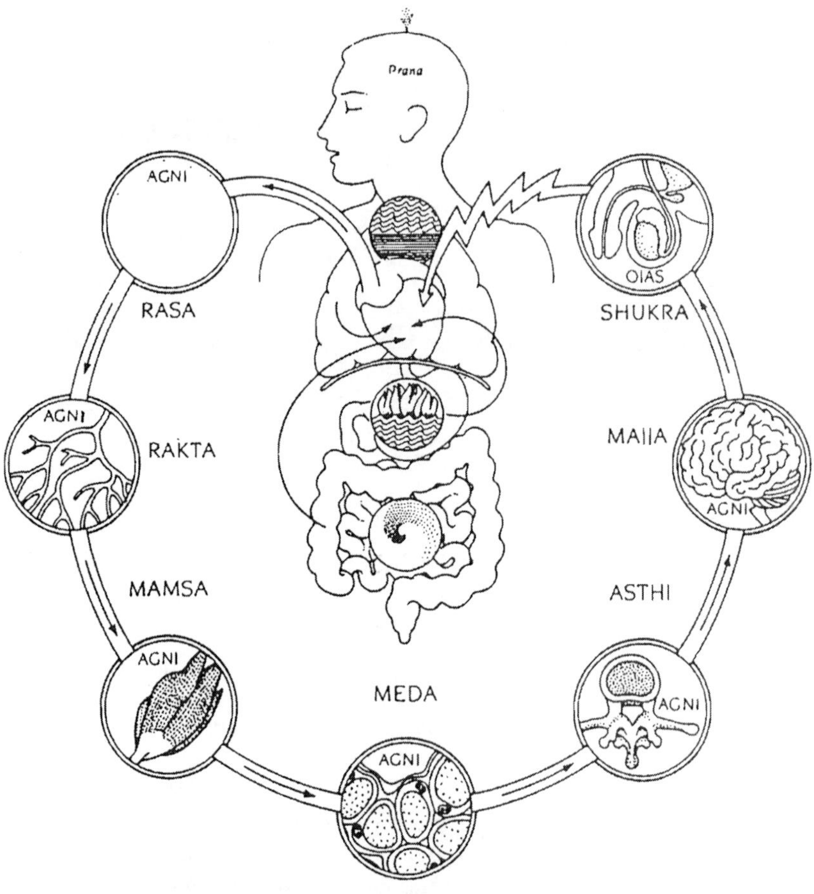

Os sete tecidos vitais (*dathus*) e o seu ciclo

Shukra: esperma, tecidos reprodutores
Majja: medula, nervos
Asthi: osso
Meda: gorduras
Mamsa: músculos
Rakta: sangue
Rasa: plasma

CAPÍTULO I

Princípios da medicina ayur-védica tradicional

1. A Ayur-Veda ao longo do tempo

Se os princípios gerais da Ayur-Veda foram, no início, transmitidos pelo deus Brahma, a mitologia atribui a arte da cirurgia, bem como um tratado importante, o *Sushruta samhita* — cuja precisão dos detalhes anatômicos (principalmente de alguns plexos nervosos) ainda surpreende os historiadores —, ao deus Dhanwantari.

Se a data dos manuscritos originais aparentemente remonta ao século II a.C., a concepção desses tratados data do século V a.C. No decorrer da história da Índia, bem como a da China, os tratados antigos foram considerados "perfeitos" na sua origem e os trabalhos que se seguiram eram constituídos de comentários explicativos, como o de Cakrapani.

Os textos básicos da Ayur-Veda foram traduzidos em várias línguas e influenciaram os médicos árabes (Avicenne), persas (traduções de Charaka em 980) e principalmente os tibetanos (veja o tratado *Gso-Ba-Rig-Pa,* de Fernand Meyer).

Sob a influência dos invasores mongóis, a Ayur-Veda passou por um período de decadência mas nunca de esquecimento: era uma ciência médica conhecida e praticada na Índia.

Certos produtos medicinais à base de plantas eram fabricados em escala industrial segundo os princípios milenares dos antigos terapeutas místicos.

2. A Medicina Tântrica

Embora suas origens remontem a muitos séculos, o tantrismo se manifesta em sua plenitude entre os séculos VIII e XIV. Ele está ligado à alquimia e revela o uso dos metais na prática médica. Os adeptos do tantrismo, alquimistas ou yogas, eram tidos como possuidores de poderes paranormais; recebem o nome de *siddhas*. Entre eles é preciso citar o célebre Nagarjuna, que compôs a *Rasaratnakara* em meados do século VIII. Ela trata da preparação de compostos metálicos, à base de mercúrio; as receitas contêm em seus compostos produtos animais e vegetais.

Outros autores tântricos: Vrinda, autor de um tratado *Siddha yoga*, obra que sintetiza os trabalhos de Charaka, Sushruta e Vagbata Nagarjuna. Ele dá um grande espaço aos compostos de mercúrio combinados com dois excipientes clássicos na medicina indiana: o mel e a manteiga clareada.

Sarangadhara explica, em sua obra *Sarangadhara samitha*, além do uso dos metais, do ópio e de outras drogas clássicas da Ayur-Veda, a utilização do pulso como base dos diagnósticos. Esse autor faz uma opção pela fisiologia respiratória; citemos, por exemplo, a utilização da respiração para aumentar o "fogo digestivo" (*agni*).

No fim do século XVI surge o tratado de Bhavaprasa, chamado de *Bhavaprakasa* enciclopédico. Esse tratado é dividido em três *khandas* (partes): *Purva*, *Madhya* e *Uttara*. Ele dá um grande espaço à cosmologia, à anatomia, à embriologia, à cirurgia e aos meios de rejuvenescer e prolongar a vida. Como Sarangadhara, ele dá grande importância ao exame do pulso (*nadi pariksha*). O Bhavaprakasa é utilizado até hoje pelos médicos ayur-vedistas.

3. O objetivo da Ayur-Veda

A medicina natural ayur-védica ocupa-se, acima de tudo, da profilaxia das doenças, observa o doutor Trivédi — um dos maiores terapeutas da atualidade. Por exemplo, no caso de uma epidemia, algumas pessoas são atingidas, outras não. A doença ataca primeiro os organismos enfraquecidos que apresentam desequilíbrio dos três humores vitais (os três *doshas*): o *vento*, a *bílis* e o *fleuma*. A Ayur-Veda tem, portanto, como objetivo básico melhorar a constituição de cada indivíduo, na medida do que é possível ser feito.

Depois, a terapia indiana ocupa-se da doença em si por meios particulares: a alimentação, as plantas, os cinco métodos de lavagem corporal, a massagem, os conselhos psicológicos e higiênicos.

Resumindo, o tratamento aplicado deve agir através dos meios naturais ao preço mais baixo, e a melhora deve ser profunda e duradoura, uma vez que ela modifica favoravelmente a constituição do indivíduo.

4. A filosofia *samkhya*, base teórica da Ayur-Veda

O *samkhya* é a filosofia transcendental transmitida por Kapila nos primórdios da Índia (período pré-budista). Segundo alguns, essa filosofia estaria na origem do budismo e do tantrismo indiano, diferindo do ascetismo espiritual (o Vedanta, a filosofia mais conhecida da Índia) por um existencialismo espiritual que diz "sim" à vida em todas as suas formas.

A sabedoria do *samkhya* utiliza uma linguagem simples que sustenta uma filosofia prática e muito atual, uma vez que ela contém assuntos como o estado de relaxamento na ação, nossa relação com o mundo e com os outros, a emoção e os seus efeitos sobre o raciocínio, o estudo dos instintos e impulsos básicos (instinto de sobrevivência, impulso sexual...).

Observa-se que o *samkhya* percebeu e explicou a vida de maneira tão abrangente que engloba os estudos práticos ensinados por escolas tão diferentes como o taoísmo chinês, o tantrismo tibetano, a psicanálise (principalmente a de Jung), a antroposofia de Steiner, a bioenergia de Reich, etc.

5. O homem são segundo os sábios

O objetivo principal da Ayur-Veda é manter a vida humana no seu nível mais elevado, tanto em termos físicos quanto espirituais. Sua ação mais importante é a profilaxia, a segunda é curar a doença já instalada, se isso ainda for possível.

Dhanwantari dá, num texto antigo da Ayur-Veda, a definição de um homem com saúde total: *"Em primeiro lugar, os três humores* (doshas) *devem estar em equilíbrio no corpo; em segundo lugar, o fogo digestivo* (agni) *deve estar correto; em terceiro, deve haver o equilíbrio dos sete tecidos* (dhatus)*; em quarto, deve haver o equilíbrio das secreções e excreções; e, em quinto, os órgãos dos sentidos devem estar funcionando normalmente"*. Podemos deduzir desse texto que boa saúde não significa a ausência desse ou daquele sintoma, mas sim um verdadeiro bem-estar do ser total.

No espírito do Ayur-Veda, aplicar um tratamento significa *equilibrar a homeostase do corpo* [1], segundo o doutor Trivédi, seja pelas plantas, pelos alimentos, pela massagem ou pela meditação. O melhor médico é aquele que equilibra os humores e a constituição da pessoa e o seu psiquismo também; a melhora obtida dessa forma é duradoura, pois ela não só fez desaparecer os sintomas mórbidos mas reforçou as defesas naturais do corpo.

---

1. O equilíbrio dos humores e substâncias bioquímicas do corpo.

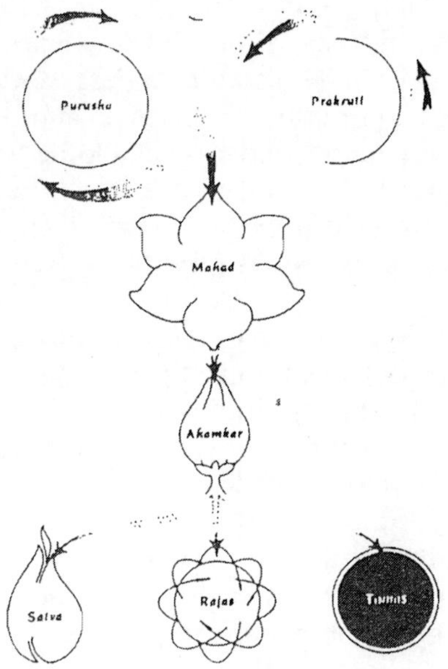

Origem do *três gunas* segundo a filosofia Samkhya

6. O processo da doença

A saúde é a ordem, a doença é o distúrbio. No interior do corpo humano existe uma interação constante entre a ordem e o distúrbio. O indivíduo prevenido conscientiza-se plenamente da ordem e do distúrbio em seu corpo e depois estabelece a ordem. Ele entende que ela é inerente ao distúrbio e que, portanto, é possível recuperar a boa saúde.

O ambiente interno do corpo reage permanentemente ao ambiente externo. O distúrbio ocorre quando os dois estão em desequilíbrio. Se queremos modificar o ambiente interno para equilibrá-lo em relação ao externo, temos que entender o desenvolvimento do processo da doença no interior do ser psicossomático.

A Ayur-Veda dá explicações para a doença que torna possível o estabelecimento da ordem e da boa saúde onde antes havia distúrbio e doença.

Na ciência da Ayur-Veda, o conceito de saúde é fundamental para entender a doença (a palavra inglesa *disease* significa saúde perturbada). É por isso que, antes de abordar o conceito de doença, é importante entender o sentido da palavra saúde. A saúde existe quando:

— O fogo da digestão *(agni)* encontra-se em equilíbrio.

— Os humores do corpo *(vata-pitta-kapha)* encontram-se em equilíbrio.

— Os três tipos de resíduos (urina, fezes e suor) são eliminados em quantidades normais e de maneira equilibrada.

— Os sentidos trabalham normalmente.

— O corpo, o espírito e a consciência trabalham harmoniosamente como entidade.

Quando o equilíbrio de um desses sistemas é afetado os problemas de saúde aparecem seguidos de doenças, se não se prestar atenção aos sinais naturais de alarme.

7. As causas das doenças

a) Fatores da doença

No estudo das doenças, aprendemos a levar em consideração *nidan* (ver Cap. II, § 7), que podemos traduzir por *fatores da doença.* Existem quatro tipos básicos de causas de doença na medicina ayur-védica.

— As **causas imediatas:** um golpe de frio, um alimento indigesto, por exemplo.

— As **causas a longo prazo:** como no caso da lepra ou da sífilis, quando a doença pode se desenvolver anos depois do contato contagioso.

— As **causas subjacentes:** insuficientes em si mesmas para causar uma doença, elas se manifestam por sintomas tão vagos que não correspondem a uma doença conhecida (por exemplo o *stress* e suas manifestações).

— As **causas tóxicas:** como envenenamento, queimaduras, mordidas de animais venenosos, etc.

Essas causas são chamadas de *a primeira categoria de fatores etiológicos* das doenças.

A segunda categoria de causas de doenças compreende três fatores principais:

— **Doenças causadas por má utilização dos cinco sentidos** *(indryias):* essas causas incluem a utilização excessiva, inadequada ou insuficiente dos nossos cinco órgãos dos sentidos. Por exemplo: olhar tempo demais a luz solar, escutar sons muito altos, viver na escuridão, cheirar maus odores, tomar banhos quentes ou frios demais, etc.

— **Doenças causadas por um erro de julgamento:** trata-se de qualquer tipo de um erro de inteligência. Estão incluídos nesta categoria todos os tipos de comportamento que desequilibram os três humores: complexo de superioridade, falta de modéstia, de respeito, negligências da vida cotidiana, esquecimentos, utilização de drogas ou estimulantes, amizades duvidosas, malícia, vaidade, orgulho, medo, cólera, inveja, ignorância, excesso de ascetismo ou de devassidão, etc. A medicina chinesa considera esses fatores de doenças como pertencentes ao ciclo de cinco elementos denominado *fatores internos das doenças.*

— **Doenças causadas pelas variações climáticas:** essa categoria de causas se assemelha às *energias climáticas perversas* da medicina chinesa: quando uma estação manifesta demais ou de menos suas características, o corpo humano tem dificuldade em se adaptar (inverno muito frio, verão muito úmido, etc.). Essas variações climáticas, com certeza , afetam o equilíbrio natural dos três humores:

— O frio aumenta e agrava os humores *vento* e *fleuma.*

— O calor aumenta e agrava o humor *bílis.*

Essa categoria constitui parte importante no estudo dos fatores da doença, pois ela permite prever o surgimento de certas doenças em função das variações climáticas.

Em nossa civilização moderna pode-se provocar esse distúrbio de estações com uma viagem intempestiva, no inverno, para os trópicos. O corpo tem que se adaptar e isso resultará em fadiga, que pode não se manifestar imediatamente, ou em distúrbios imediatos (febres, disenterias, etc.). Nos antigos tratados ayur-védicos menciona-se que se não se suporta o clima de um país ou de uma região, deve-se abandonar o local para se recuperar a saúde.

*

* *

A terceira categoria dos fatores etiológicos também se divide em três:

— Distúrbio dos humores *(doshas).*

— Doença intrínseca (um dos exemplos mais freqüentes é a tuberculose).

— Distúrbio de humores e doença simultâneos.

Para explicar essa classificação de maneira compreensível, vou-lhe dedicar um parágrafo.

b) Doenças e humores

Existem várias formas de um humor *(dosha)* se manifestar de maneira patológica. Na verdade, patologicamente, existem três tipos de distúrbios de humor:

— **O acúmulo de humores** que ocorre quando um humor se estagna em um determinado local do corpo. Por exemplo, uma pessoa que consome muitos laticínios e fígado aumenta o humor *fleuma* em seu corpo. Esse acúmulo pode engendrar progressivamente uma doença.

— **A provocação de um humor** deve-se às influências climáticas externas e tende a acentuar esse ou aquele potencial problemático de um humor.

— **A pacificação de um humor** funciona no sentido oposto, uma vez que um clima ou um certo tipo de alimento pode acalmar ou diminuir um humor e provocar uma cura, por exemplo. Por outro lado, redução muito drástica de um humor pode provocar certos distúrbios também. É por isso que todo tratamento curativo deve ter um prazo de duração, após o qual deve-se voltar a uma higiene normal e regular.

Todos os fatores de distúrbios relativos aos humores serão descritos no Capítulo III.

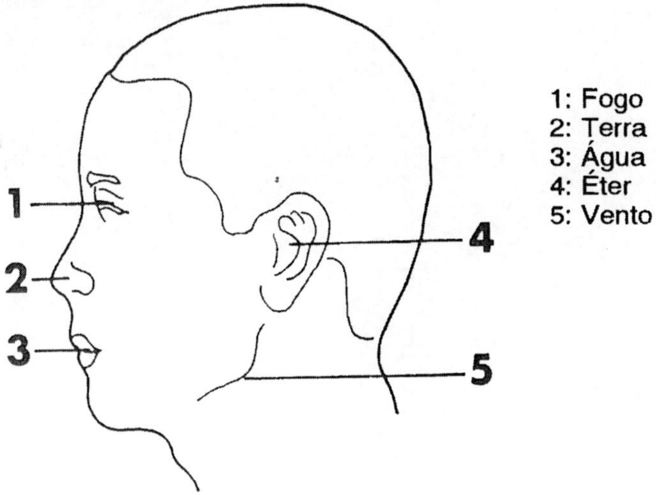

Os elementos cósmicos e os órgãos dos sentidos

CAPÍTULO II

Determine a sua constituição

1. Constituição do corpo humano

Os cinco elementos básicos, que são o **éter**, o **ar**, o **fogo**, a **água** e a **terra**, manifestam-se no corpo humano segundo três princípios básicos ou humores, denominados *tridosha*.

O *vata*, princípio corporal do ar, manifesta-se a partir dos elementos Éter e Ar (em sânscrito chama-se esse princípio *vata dosha*: *vento*. Os elementos Água e Fogo manifestam-se juntos, no corpo, pelo princípio do fogo chamado *pitta*: *bílis*. O humor da água manifesta-se pelos elementos Terra e Água e chama-se *kapha*: *fleuma*).

Esses três elementos (*vento*, *bílis* e *fleuma*) controlam todas as funções biológicas, psicológicas e fisiológicas do corpo, da alma e da consciência. São os componentes básicos do corpo e sua barreira protetora, no seu estado psicológico normal. Os *tridosha* estão na origem dos nossos desejos espontâneos e nossas preferências pessoais por certos sabores, alimentos, substâncias quentes ou frias, etc.

2. Diagnóstico dos três humores

Os terapeutas ayur-vedistas descreveram com precisão a maneira pela qual o diagnóstico dos três humores deve ser fei-

A CONSTITUIÇÃO HUMANA (prakriti)			
ASPECTO DA CONSTITUIÇÃO	VENTO (vata) 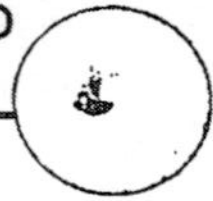	BÍLIS (pitta) 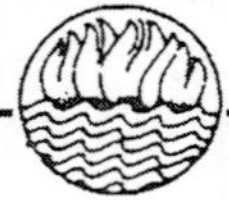	FLEUMA (kapha) 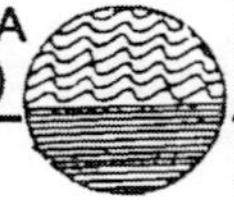
Corpulência:	Magro.	Médio.	Forte.
Peso do corpo:	Leve.	Médio.	Elevado.
Pele:	Seca, áspera, fresca, morena, negra.	Suave, oleosa, quente, loira, avermelhada, amarelada.	Espessa, oleosa, fresca, pálida, branca.
Cabelos:	Negros, ondulados, secos e crespos.	Suaves, gordurosos, loiros, precocemente grisalhos.	Espessos, gordurosos, escuros ou claros.
Dentes e boca:	Protuberantes, grandes, gengivas debilitadas.	Tamanho moderado, gengivas flexíveis, dentes amarelados.	Dentes fortes e brancos.
Olhos:	Pequenos, castanhos e secos.	Agudos, penetrantes, verdes, cinzas ou amarelos.	Grandes, atraentes e azuis.
Apetite:	Variável, pouco.	Bom, às vezes excessivo.	Regular, come lentamente.
Paladar:	Doce, azedo e salgado.	Doce, amargo, adstringente.	Picante, amargo, adstringente.
Sede:	Variável.	Excessiva.	Fraca.
Fezes:	Secas, duras, constipação.	Moles, oleosas.	Espessas, pesadas, lentas e gordurosas.
Atividade física:	Muito ativa.	Moderada.	Letárgica.
Espírito:	Incansável, ativo.	Agressivo, inteligente.	Lento, calmo.

A CONSTITUIÇÃO HUMANA (prakriti)			
ASPECTO DA CONSTITUIÇÃO	VENTO (vata)	BÍLIS (pitta)	FLEUMA (kapha)
Temperamento emocional:	Imprevisível, ansioso.	Agressivo, irritável.	Invejoso, apego.
Fé espiritual:	Variável.	Fanática.	Estável.
Sonhos:	Remessa e corridas.	De violência e de guerra.	Rios, oceanos, lagos.
Sono:	Interrompido ou insônia.	Pouco mas profundo.	Pesado e prolongado.
Fala:	Rápida.	Aguda e em golpes súbitos.	Lenta e monótona.

Obs.: contar os pontos para cada constituição. Em caso de dúvida, observar os pontos nas várias constituições.

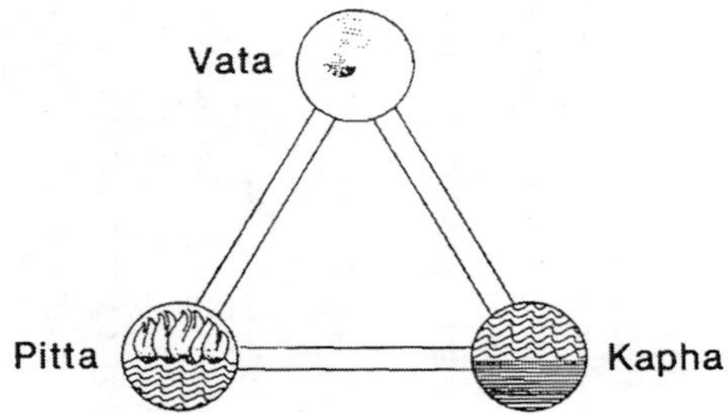

Relações entre os 3 humores (*tridoshas*): *Vata* (vento), *Pitta* (bílis) e *Kapha* (fleuma).

FUNÇÕES DOS TRIDOSHA		
VENTO (Ar + Espaço)	BÍLIS (Fogo + Água)	FLEUMA (Água + Terra)
Movimentos Respiração Desejos espontâneos Transformação dos tecidos Funções sensoriais Funções motoras Secreções Excreções Medo Vazio Ansiedade Superficialidade	Calor do corpo Temperatura Digestão Percepção Compreensão Fome Sede Inteligência Cólera Ódio Ciúmes	Estabilidade Energia Lubrificação Untuosidade Compaixão Avidez Fixação Acúmulo Posse Possessividade

A *bílis* e o *fleuma* têm o aspecto oleoso em comum.
A *bílis* e o *vento* têm a leveza em comum.
O *vento* e o *fleuma* têm o frio em comum.

to. O grande Charaka já dizia: "*O terapeuta que, sem compreender os fatores biológicos do clima, do regime, da constituição... aplica um tratamento convencional obterá resultados terapêuticos aleatórios*".

— **A constituição individual**, que com um pouco de experiência cada um pode classificar (ver quadro - pág. 38).

— **O diagnóstico dos problemas de saúde**, muito mais delicado, cujos elementos mais acessíveis darei mais adiante.

Há cerca de 400 anos os ayur-vedistas adotaram o **sistema dos oito pontos**, que permite um diagnóstico rápido do estado dos três humores. Eis uma sinopse desses oito pontos:

a) Controle do pulso

O pulso se toma ao longo da artéria radial (como o pulso

chinês). Toma-se o pulso da mão direita no homem e o pulso da mão esquerda na mulher.

— O pulso que indica a predominância do *vento* (constitucional ou patológica) é leve, nervoso e rápido (sem febre).

— O pulso que indica a predominância da *bílis* (constitucional ou patológica) é saltitante e vivo.

— O pulso que indica a predominância do *fleuma* (constitucional ou patológica) é lento e pesado.

— Se o humor *vento* tem algum distúrbio (está doente), o pulso torna-se rápido.

— Se o humor *bílis* tem algum distúrbio, o pulso torna-se saltitante.

— Se o humor *fleuma* tem algum distúrbio, o pulso torna-se mais lento.

Existe um outro meio de medir o pulso dos humores, que pode complementar esse primeiro método, que se assemelha ao sistema Três Focos chinês. Coloca-se o indicador, o anular e o polegar sobre os três pontos indicados no desenho. Se um dos três pulsos for predominante, indica a força de um dos três humores.

Nota: é preciso apoiar mais sobre a posição do *fleuma*.

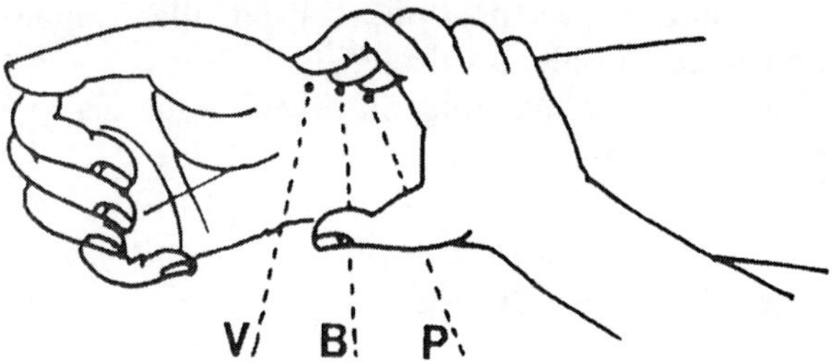

Como tomar o pulso (V = vento; B = bílis; P = fleuma)

b) Controle dos olhos

— Nos distúrbios do *vento*, os olhos são secos, movimentam-se muito e parecem empoeirados.

— Nos distúrbios da **bílis**, os olhos ficam avermelhados e às vezes ardem.

— Nos distúrbios do **fleuma**, os olhos são atingidos por resíduos purulentos e úmidos.

c) Controle das orelhas

— Frias quando se toca: problemas do humor *vento* ou *fleuma*.

— Quentes quando se toca: problemas da *bílis*.

d) Controle da pele

— A pele está seca: problemas do humor *vento*.

— A pele está quente: problemas do humor *bílis*.

— A pele está fria e gordurosa: problemas do humor *fleuma*.

e) Controle da língua

— Escura, fissurada, gosto agridoce na boca: problemas do humor *vento*.

— Amarelada (cobertura) ou avermelhada (língua), gosto amargo na boca: problemas da *bílis*.

— Pálida, saliva abundante, às vezes língua de pouca altura: problemas do humor *fleuma*.

f) Controle da boca e da voz

— Dentes de cor escura: problemas do humor *vento*.

— Dentes de cor amarelada: problemas da *bílis*.

— Dentes de cor clara: problemas do humor *fleuma*.

— Voz média, nem alta, nem baixa: problemas do humor *vento*.

— Voz enfática, clara e aguda: problemas da *bílis*.

— Voz fraca, baixa e pesada: problemas do humor *fleuma*.

g) Controle das fezes

— Fezes de cor escura, geralmente duras, ásperas e em pequenos pedaços: problemas do humor *vento*.
— Fezes de cor amarelada: problemas da *bílis*.
— Fezes claras e pálidas: problemas do humor *fleuma*.

h) Controle da urina

Deve-se coletar a urina da manhã em um frasco transparente e deixá-la de repouso por alguns instantes.
— Cor amarelo-pálido, às vezes marrom-escuro: problemas do humor *vento*.
— Cor amarelo forte, às vezes avermelhada: problemas da *bílis*.
— Cor pálida e turva: problemas do humor *fleuma*.

Em seguida acrescenta-se, com um conta-gotas, 2 a 3 gotas de óleo de sésamo.
— Se as gotas se misturarem rapidamente com a urina, a doença é facilmente curável.
— Se elas se misturarem lentamente, a doença dificilmente tem cura.

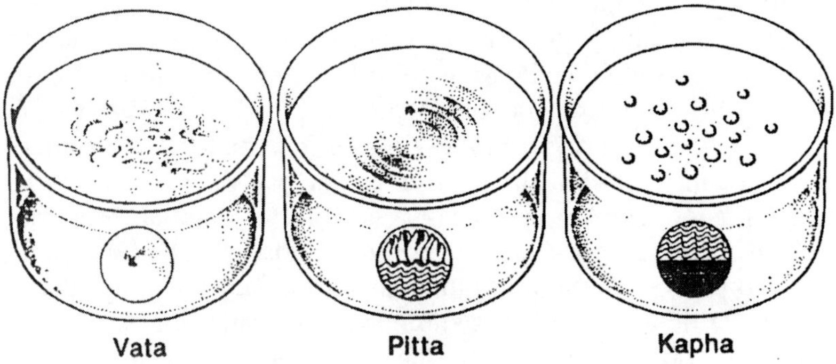

— O pior sinal: as gotas de sésamo vão para o fundo do recipiente sem se misturarem.

O sistema médico tibetano encara os estudos do pulso e da urina com tal precisão que vai além da abrangência desta obra.

3. Predisposição à doença

A constituição de um indivíduo determina o tipo de doenças a que ele está predisposto. As pessoas de constituição *kapha* (fleuma), por exemplo, têm uma tendência clara a contrair as doenças *kapha* (ataques repetidos de angina, sinusites, bronquites e congestões pulmonares). Da mesma forma, as pessoas de constituição *pitta* (bílis) são suscetíveis a problemas da vesícula e do fígado, hiperacidez, úlcera péptica, gastrites e doenças inflamatórias. Elas sofrem também de problemas de pele, como urticária e vários tipos de erupções. As pessoas do tipo *vata* (vento) são muito sujeitas a gases, dores lombares, artrite, ciática, paralisia e nevralgias.

As doenças *vata* têm sua origem no intestino grosso, as doenças *pitta* no intestino delgado e as *kapha* no estômago. Os humores desequilibrados nessas zonas produzirão certos sinais e sintomas.

O desequilíbrio, causa da doença, pode provir da consciência por uma atitude negativa em relação à vida que pode se manifestar em seguida no espírito, onde o germe da doença pode se encontrar oculto na região mais profunda do inconsciente sob a forma de cólera, medo ou fixação. Essas emoções se manifestarão no corpo através do espírito. Um temor reprimido provocará distúrbio do *vata*; a cólera provocará excesso de *pitta* e os ciúmes, a avidez e a fixação, agravamento do *kapha*. Esse desequilíbrio dos *tridosha* afeta a resistência natural do corpo (o sistema de auto-imunidade), que fica sujeito à doença.

Pode ocorrer que o desequilíbrio desencadeador da doença apareça primeiro no corpo, depois no espírito e na consciência. Uma certa maneira de se nutrir, os hábitos e um ambiente não apropriados agridem os tecidos do corpo. Essas condições, realmente, produzem um desequilíbrio que se manifesta, em primeiro lugar, em nível físico antes de afetar o espírito através de distúrbio dos *tridosha*. Por exemplo, um *vata* com problemas será motivo de medo, depressão e nervosismo; excesso de *pitta* produzirá a coléra, o ódio e o ciúme; um *kapha* agravado causará a possessividade, a avidez e a fixação. Existe, portanto, uma **ligação direta entre a alimentação, os hábitos, o ambiente e os problemas emocionais**.

A deterioração dos humores do corpo, *vata-pitta-kapha*, produz toxinas que circulam pelo corpo inteiro. Durante essa circulação, as toxinas se acumulam nas zonas enfraquecidas do corpo. Se a região frágil é uma articulação, por exemplo, é aí que a doença se manifestará. Mas quais são as causas dessas toxinas e fraquezas do corpo?

*

*   *

A origem de toda doença é a *ama* (toxemia). Existem diversas causas para o seu desenvolvimento. Por exemplo, quando se ingerem alimentos incompatíveis, a *agni* (capacidade digestiva) será diretamente afetada pelas toxinas, ou *ama*, produzidas a partir desses alimentos maldigeridos. Se a língua estiver coberta por uma película branca é sinal que existe uma *ama* no intestino grosso, no intestino delgado ou no estômago, dependendo da parte da língua em que a camada se encontra.

4. As causas dos problemas do tipo *vento* (Vata)

Os fatores que aumentam o humor *vento* e provocam as doenças do tipo *vento* são os seguintes:

— Os alimentos e plantas medicinais de sabor amargo, como a genciana ou a artemísia.

— Os alimentos e plantas de sabor frio ou fresco que introduzem a energia fria no corpo, como o eucalipto ou a maioria das frutas cruas (principalmente a pêra), por exemplo, bem como o excesso de legumes crus.

— Todas as substâncias intoxicantes e os tônicos artificiais como álcool, café, fumo, drogas e vitaminas sintéticas (principalmente as doses exageradas de vitamina C sintética).

— Refeições feitas em horas irregulares. Um médico ayur-vedista chegou ao ponto de afirmar que uma refeição de qualidade média (mal balanceada ou sumária) é menos nociva do que uma refeição feita irregularmente.

— O excesso de emoções, a superexcitação mental, a busca de sensações, o abuso dos cinco sentidos (cinema, televisão, música, etc.).

— A exposição ao frio e ao vento frio.

— O jejum de mais de um dia provoca o humor *vento* e enfraquece o fogo digestivo (*agni*).

— O excesso de atividade sexual ou física, bem como as vigílias noturnas.

— As doenças crônicas prolongadas.

5. As causas dos problemas do tipo "bílis" (Pitta)

Os fatores que aumetam o humor *bílis* e, conseqüentemente, provocam doenças do tipo *bílis* são os seguintes:

— Os alimentos ou plantas de sabor picante como gengibre, pimenta, temperos fortes;

— Os alimentos e plantas de energia ardente que produzem calor interno;

— As substâncias irritantes ou cáusticas como o sal;

— O jejum de um dia ou mais também pode aumentar a *bílis* (é por isso que os terapeutas ayur-vedistas são muito cautelosos em seus conselhos de jejum e só o recomendam para problemas de *fleuma*);

— A exposição ao sol de verão ou ao calor excessivo;

— O contato humano (dormir junto — o calor animal!);

— O sésamo e o óleo de sésamo (interno ou externo);

— Os iogurtes naturais e desnatados (com 0% de gordura);
— O vinho e as bebidas alcoólicas também agravam a *bílis*;
— O vinagre;
— Os períodos de muito calor.

6. As causas dos problemas do tipo *fleuma* (Kapha)

— As plantas e alimentos "pesados", de difícil digestão (veja na pág. 78 a terapia alimentar "leve" que anula os efeitos nefastos dos alimentos pesados);
— Todos os alimentos que tendem a fazer o indivíduo engordar;
— As plantas e alimentos de sabor açucarado: açúcares, mel, frutas doces, alcaçuz...;
— As gorduras e os óleos: óleos comestíveis, manteiga, etc.;
— O leite e produtos lácteos (exceto o leite acrescentado ao chá e aos temperos para fazer bebida medicinal como chá com temperos);
— A quantidade excessiva de bebidas, principalmente de água;
— O iogurte não desnatado aumenta a *fleuma*;
— A sesta e o excesso de sono;
— Todas as substâncias que aumentam o anabolismo, inclusive os medicamentos modernos à base de hormônios como os corticóides;
— Os períodos de frio e principalmente de neblina e umidade do ano;
— O início da digestão é um período em que a fleuma é muito sensível e por isso deve-se evitar exposição ao frio e à umidade.

7. O diagnóstico de um problema de saúde

Segundo os terapeutas indianos, no estudo de uma doença devem ser levados em consideração cinco fatores:

Nidan: a etiologia que explica as causas diretas do desenvolvimento de uma doença; um golpe de frio, um alimento indigesto, por exemplo.

Purvaru: na linguagem moderna, diríamos que se trata de um sintoma "prodromal". Trata-se do conhecimento da evolução dos primeiros sintomas de uma doença. A malária, por exemplo, começa com uma dor de cabeça seguida de calafrios e febre, o corpo começa a transpirar, etc. *Puravaruja*, um termo sânscrito, refere-se ao estudo dos primeiros sintomas de uma doença.

Rupa: trata-se da pesquisa dos sintomas completos de um problema de saúde. Os terapeutas ayur-vedistas classificam sete tipos de febres, por exemplo, bem diferenciadas por seus sintomas: existe uma febre de *fleuma*, uma febre da *bílis*, etc. De qualquer maneira, *rupa* significa a imagem completa de um problema de saúde.

Upashaya: é uma espécie de índice terapêutico dos ayur-vedistas e o conhecimento das substâncias medicinais que agem favoravelmente nesse ou naquele caso. Por exemplo, a raiz de alcaçuz age em certos tipos de tosse (porém não em todos os casos). O ayur-vedista classificaria essas tosses no índice como "*tosses curadas pela raiz de alcaçuz*".

Samprakriti: esse termo significa compreender e utilizar a interação dos três humores no organismo. Para a Ayur-Veda, todos os problemas de saúde são causados pela falta de harmonia entre os três *doshas*, os três humores. Em que local do corpo os vários humores aparecem em demasia e causam doenças? Eis a questão colocada pelo quinto ponto de verificação do diagnóstico: *samprakriti* ou o estudo da patologia dos três humores.

Por exemplo, se uma pessoa apresenta os seguintes sintomas: garganta inchada, sensação de frio, escarro abundante, coriza — dizemos que o humor *fleuma* invadiu a garganta. É nesse ponto que analisamos os hábitos de vida de uma pessoa: sua alimentação, seu trabalho, sua higiene, seu sono... em suma, a constituição do indivíduo.

Com os cinco fatores acima mencionados, pode-se entender perfeitamente o mecanismo interno de um problema de saúde e a partir disso **elaborar um programa de recuperação** do equilíbrio psicossomático de uma pessoa.

CAPÍTULO III

Tratamento natural das três constituições

1. O humor *"vento"* (vata ou vayu)

a) Os cinco tipos de *ventos*

Prana vayu: controla as atividades mentais, as sensações, a inspiração e a deglutição.

Udaan: controla a contração torácica e a voz.

Samaan: controla o intestino delgado e a assimilação.

Apana: controla as excreções, menstruações e ejaculações.

Vyan: controla as contrações musculares voluntárias e involuntárias.

b) Fatores que afetam o humor *vento*

As substâncias doces e nutritivas fortalecem o humor *vento* (*vayu*), bem como o repouso, o sono e a paz.

Os alimentos não nutritivos, amargos ou picantes, adstringentes ao paladar, bem como o frio exterior, diminuem essa energia. Conseqüentemente, as pessoas que vivem em regiões secas e quentes têm mais *vayu* do que aquelas que vivem nas zonas úmidas e frias. Os alimentos frios e as bebidas diminuem o humor *vento*.

Outros fatores que reduzem o *vento*: purgação excessiva, vômitos, hemorragias, o estudo, excesso de trabalho, vontade de dormir não satisfeita, o ato sexual, acidentes e choques físicos ou psíquicos e a velhice.

Os distúrbios do *vayu* são comuns nas estações frias e úmidas. Durante o dia a energia do humor é *vento* aumentando à noite.

c) Temperamento *vento*

Desde a infância algumas pessoas apresentam constituição frágil e ausência dessa energia. Dizemos que essas pessoas são de temperamento *vayu* ou *nevróticas*. Elas não estão preparadas para choques (ansiosas), golpes de frio e doenças. São mais predispostas a problemas do *vayu*. Os **venenos** são os principais fatores que atacam essa vitalidade: álcool, ópio, fumo e outros narcóticos fazem com que essa vitalidade seja prematuramente perdida e levam à degeneração. Outros venenos como o vírus da sífilis, as bactérias da disenteria e da malária diminuem essa energia e causam sérios distúrbios do humor *vento* na parte mais sensível do corpo, que varia de pessoa para pessoa. As que têm deficiência desse humor desde seu nascimento são predispostas a indigestão, constipação, problemas de metabolismo e acumulam toxinas no sangue (denominadas *amas* ou resíduos metabólicos). Portanto, certas substâncias ácidas são conseqüência da má digestão de gorduras. Essas *amas* tiram a vitalidade do corpo e causam problemas de *vayu*. Mesmo que a vitalidade do corpo fique intacta, elas passam pelas fezes, pela urina, pelo suor e o canal respiratório. Porém, com a idade e o declínio da vitalidade, elas se acumulam no sangue, mais ainda se a higiene pessoal não for mantida (se nunca se tem vontade de vomitar, de se purgar nem de tomar banho, se se bloqueia os espirros e a transpiração).

Os indivíduos que estão sob a influência do temperamento *vento* apresentam as seguintes características (é preciso lem--

brar que nenhum tipo é puro e que cada pessoa apresenta um ou mais humores predominantes): pele e cabelos finos e secos, magreza, pele e tecidos ásperos, sistema nervoso irritável e sensível, perdem facilmente o autocontrole, são friorentos e não gostam de bebidas frias, temperamento ativo mas que se cansam com facilidade.

*

* *

d) Sintomas do humor *vento*

Quando o *vayu* é forte, as infecções simples e o leve acúmulo dos três humores (*doshas*) ficam impotentes. Se o *vayu* diminui, o corpo torna-se presa fácil para os venenos, as bactérias e os problemas de metabolismo. Não é a violência dos ataques que desencadeia a doença e a morte, mas sim a deficiência de energia que as causam. Portanto, na Ayur-Veda não se considera mais o sintoma de paralisia ou fraqueza como meio de diagnóstico e, sim, os venenos e bactéria que as causaram e que, nesse caso, provêm sempre do humor *vento*. Além disso, ter o humor *vento* equilibrado é mais importante do que evitar os micróbios e as bactérias. Quando o humor *vento* está situado em um órgão pequeno, este reage violentamente aos venenos, o que causa uma sensação estranha, como nos casos seguintes, por exemplo:

— **A asma**: quando o *vayu* é deficiente nos lóbulos pulmonares, estes reagem violentamente e entram em estado de espasmo se ocorrer qualquer irritação no nariz ou no estômago: os venenos são, portanto, oxidados e a crise é superada.

— **A epilepsia**: os vasos cerebrais reagem violentamente, o que leva a um espasmo que desencadeia uma anemia cerebral temporária.

— **O choque** (coma ou síncope): sob o efeito do veneno, do choque físico ou do calor, a fraqueza geral do sangue produz um espasmo da pressão sanguínea.

— **A diabete**: incapacidade, por deficiência, de reduzir os hidratos de carbono, o que desencadeia também úlceras e bolhas (infecção piococal).

— **A gota**: aparece sob a influência das substâncias alimentares (nitrogênio e purinas) não metabolizadas depositadas nas cartilagens articulatórias, nos ligamentos e nos tendões.

— **O reumatismo**: causado por excesso de hidratos de carbono e de açúcares.

e) Doenças causadas por problemas do humor *vento*

Problemas de estômago: falta vitalidade ao estômago, diátese hipostênica e gástrica: sob o efeito do *stress* (problemas sentimentais ou no trabalho) a digestão torna-se irregular. Nas mulheres isso pode levar a vômitos de desgosto que se reproduzem com a lembrança do incidente (os vômitos das histéricas). Uma outra conseqüência é a anorexia nervosa.

Outros problemas de *vayu*: febre vespertina, pneumonia, gripe, urticária, anemia de *vayu*, redução da resistência (redução de *oja*), obesidade (falta de vitalidade dos tecidos e incapacidade de eliminar os venenos, bem como as gorduras contidas na urina (lipúria).

Problemas intestinais

— *Cólicas*: por causa de seu estômago deficiente, certas pessoas não podem comer muito. Elas sentem dor depois das refeições, o que as torna irritáveis em nome da tensão acumulada nos intestinos. Às vezes surgem flatulências.

— *Diarréia nervosa*: sob o choque das emoções, do medo e do nervosismo, essas pessoas evacuam freqüentemente.

— *Constipação*: quando o tônus natural do reto e da parte inferior do cólon é deficitário, surge a constipação, ainda que não se responda aos apelos naturais.

Problemas mentais: quando o humor *vento* do cérebro é deficitário (por motivos hereditários ou por degeneração causada pela fadiga) e os centros nervosos inferiores e o metabolismo do corpo continuam sãos, a pessoa torna-se irritável e muito sensível às emoções, o que a predispõe aos problemas mentais. Geralmente, a aparência física dessas pessoas não é afetada e elas não apresentam nenhum sinal de problema psíquico até que um acontecimento mais importante ocorra em suas vidas (decepção amorosa ou profissional, luto), quando não conseguem enfrentar a realidade. Ao invés de resolver o conflito racionalmente, elas fazem uma transferência inconsciente. É o que os terapêutas ayur-vedistas chamam de complexo de *moha*, quer dizer, a doença oculta.

— **Loucura**: é o complexo *moha* levado ao máximo e as pessoas que sofrem dela vivem totalmente no mundo dos sonhos.

— **Histeria**: nas pessoas atingidas por esse problema, o complexo de *moha* não chega ao consciente, e como a sua faculdade de inibição é insuficiente, o cérebro perde o controle do corpo.

— **Psicastenia**: o raciocínio dessas pessoas é ilusório, isto é, falta-lhes a lógica. Conseqüentemente, elas se sentem fracas, falíveis e têm uma sensação permanente de impotência.

— **Doenças de degeneração**: os órgãos degenerados devido ao humor *vento* adquirem uma tonalidade acinzentada e uma estrutura rígida e enrugada (a tonalidade cinza é resultado da transformação do ferro em sulfureto de ferro; a rigidez provém do acúmulo de fosfato de cálcio; a rugosidade corresponde a uma redução da camada parenquimatosa das células). Conseqüentemente, os órgãos doentes tornam-se cinzentos, enrugados, fibrosos, duros, pequenos e atrofiados. Essas alterações ocorrem tanto nos tecidos como na pele, nos vasos e nas substâncias adiposas dos órgãos.

Portanto, o humor *vento* manifesta-se no sistema nervoso da seguinte maneira:

— Os **nervos** enfraquecem e tornam-se sensíveis às bactérias e aos metabólitos:

Grupo sensorial: dores, entorpecimentos, anestesias, ataxias...

Grupo motor: espasmos, convulsões, tremores, luxações, tiques, paralisias...

— Nas **glândulas endócrinas** o humor *vento* se manifesta da seguinte maneira: glândula tiróide (infecções ou cretinismo), glândula pituitária (crescimento anormal), glândulas supra-renais (fraqueza geral, mal de Addison).

— Nos *órgãos sexuais* o humor *vayu* se manifesta assim: infantilismo, impotência, frigidez, fraquezas sexuais, amenorréia (ausência de menstruação) e abortos freqüentes.

f) Os pulsos característicos do humor *vento*

Trata-se principalmente dos pulsos estênicos tomados com o indicador, o polegar e o anular colocados sobre a artéria radial ao nível do punho (como os pulsos chineses).

O pulso característico do humor *vento* apresenta as seguintes formas: impacto fraco sob o dedo, ritmo acelerado (mais de 5 batidas por respiração, amplitude fraca, pulso duro sob o efeito da hipertensão (nas pessoas de idade), às vezes irregular sob o efeito de problemas cardíacos. Esses tipos de pulsos são os que apresentam as pessoas que têm uma influência maior do humor *vento* (pode-se dizer do *tipo vento*).

g) Tratamento geral dos tipos e dos problemas *vento*

Tratamento preventivo: evitar tudo o que possa diminuir a vitalidade, descansar e distrair-se regularmente, ter um sono regular, alimentação leve, nutritiva (ver Cap. IV) e de fácil digestão, andar e automassagear-se, cuidar dos dentes e da garganta, praticar ioga (*asanas* = posturas) pela manhã, evitar refeições abundantes, tomar regularmente leite de vaca (fresco, se possível), manteiga clareada (ver Cap. IV) e um pouco de óleo de amêndoas doces, tomar purgantes leves e tônicos pela manhã (plantas tônicas, obviamente).

Tratamento curativo: o objetivo é tratar a dispepsia (produção de gases digestivos) causada pela pouca capacidade digestiva e que dá origem a diversas doenças do humor *vento*. A indigestão crônica deve ser tratada nos seguintes casos:

— Se o motivo da presença de toxinas é o excesso de proteínas, como no caso da asma e da urticária, estas devem ser reduzidas. Diminuir a quantidade de carne, leite, iogurte e legumes secos.

— Na ocorrência de má assimilação dos hidratos de carbono, como no caso de diabete, da obesidade e das flatulências, deve-se diminuir a quantidade dos seguintes alimentos: batatas, cereais e açúcares.

— Quando o excesso de ingestão de alimentos em geral é o responsável por ela, como no caso da gota e do reumatismo, deve-se simplesmente diminuir a quantidade de alimentos absorvida diariamente.

Em todos os casos de problemas do humor *vento* deve-se diminuir a exposição ao frio e à umidade e os alimentos e bebidas de natureza fria.

Para eliminar os venenos, deve-se apelar para as **medidas tradicionais de eliminação** (*pancha karma*), isto é, utilizar **purgação**, o **banho de óleo** e a **sudação** (ver Cap. IV).

Para a purgação, o humor *vayu* deve ser melhorado com purgantes leves como o gengibre, a decocção de uvas, figos, pétalas de rosa, os anises, o óleo de castor ou a groselha. De todos esses métodos tradicionais de correção do humor *vayu*, o melhor é a lavagem anal, que é a maneira mais eficaz de se eliminar as toxinas do corpo.

h) A dietética do humor *vento*

Essa dietética deve ser aplicada em todas as pessoas do *tipo vento, ou que tenham problema de saúde causado pelo humor vento*. É preciso aumentar os elementos cósmicos da terra, da água e do fogo, o que tem o efeito de reduzir o *vento*: a dietética deve ser nutritiva, de fácil digestão, quente e estimulante (ver Cap. IV). Evitar as energias frias.

Alimentos aconselhados: leite de vaca fresco (puro ou diluído), manteiga crua, manteiga clareada, pão de segunda, caldo de carne, sucos de frutas sem gelo (e sem açúcar), legumes verdes, frutas secas, bebidas quentes e água fervida (não beber água, nem de torneira nem mineral, não fervida. Esse processo não é para matar micróbios mas, sim, mudar as vibrações da água), óleo de sésamo, sopa de arroz acompanhada de alho e cebola, leite fresco desnatado, água fervida e chá, vinho doce, frango e aves, pepino, romã, sabores doces e azedos (ver Cap. IV), trigo, maçã, milho, batata, figo, papaia, nozes.

Plantas aconselhadas (essas plantas são todas tônicas, digestivas, sedativas ou nutritivas): gengibre, canela, cânfora, tomilho, rosmaninho, ginseng, valeriana, funcho, coentro, feno grego, manjericão, curcuma, alho (segundo as indicações), chifre de veado.

Alimentos desaconselhados: excesso de frutas cruas e alimentos crus, bebidas frias, lentilhas, álcool, sabores picantes (água mineral, refrigerantes), leguminosos.

Certos produtos minerais podem se mostrar úteis também em doses homeopáticas ou sob a forma de oligoelementos como o ouro, a mica e o pó de pérola de ostras (esta última é vendida em lojas de dietas com o nome de Linadel).

i) Tratamentos naturais do humor *vento*

Sabores aconselhados: doce, ácido e salgado.

Comportamento desaconselhado: sobrecarga alimentar, retenção das necessidades naturais, trabalho noturno, fadiga sexual, jejum, exposição ao frio, dormir tarde.

Terapias naturais: massagem com óleo, lavagens anais, relaxamento.

Comportamento aconselhado: distrações, relaxamento, iogaterapia.

2. O humor *bílis* (pitta)

O humor *bílis* representa o catabolismo que entra em ação sob o efeito do "fogo psicológico" *agni*. O *agni* está presente em todas as substâncias do universo sob a forma de movimento molecular que dá origem ao calor orgânico. Nos três reinos (mineral, vegetal e animal) o ciclo de destruição e de reconstrução dos tecidos orgânicos é atribuído ao *agni*; o calor do sol aumenta o seu movimento natural.

a) Os cinco tipos de *bílis*

Pachak pitta: esse tipo de *bílis* é encontrado no caminho que liga o estômago ao intestino delgado. Esse agente é responsável pela digestão do bolo alimentar e separa os alimentos assimiláveis (a essência nutritiva) dos excrementos sólidos e líquidos. É o mais importante dos cinco subagentes do humor *bílis*, pois os outros quatro dependem dele.

Runjak pitta: esse humor localiza-se no baço e no fígado. Ele é responsável pela conversão dos alimentos em algo como uma forma assimilável pelo sangue.

Saddhak pitta: esse humor situa-se no coração e é responsável pela coragem e determinação. Para a medicina ayurvédica, a coragem provém da transformação dos açúcares do sangue e a determinação é conseqüência da síntese entre o oxigênio e o sangue. É esse humor *pitta* que mantém a harmonia entre os açúcares e o oxigênio.

Allochak pitta: esse humor localiza-se nos olhos e facilita a visão. Ele equilibra e dosa o calor orgânico dos tecidos oculares e dos músculos. Quando ele está com problemas, surgem doenças oculares.

Bhrajak pitta: é ele que distribui a vitalidade (*oja*) à pele e aos órgãos internos. A *oja* representa o fluido viscoso responsável pela manutenção da saúde e de vitalidade, visível nos rostos das crianças e dos adultos sãos. *Bhrajak* é o humor que produz os líquidos oleosos distribuídos pelo corpo inteiro e que têm uma ligação muito próxima com o campo eletromagnético da Terra.

*

* *

O humor *bílis* serve para formar o calor orgânico e a energia dos *pranas* (ver mais acima) do corpo. Portanto, a vida provém da cooperação entre os humores *vento* e *bílis*.

O calor ou a temperatura do corpo também é chamado de *pitta*. Ele existe em todas as partes do corpo e, como já vimos, seus centros principais são o fígado, o baço, o estômago, o intestino delgado, bem como os rins e as supra-renais. Em suma, esses órgãos têm papel importante no metabolismo do corpo, e quando um deles é atingido pela doença, o humor *bílis* diminui e a temperatura do corpo torna-se anormal, a digestão enfraquece, o apetite diminui. Extratos celulares dessecados desses órgãos são utilizados há muito tempo pela medicina ayur-védica para curar esses problemas, bem como a urina humana ou animal (como na organoterapia moderna).

b) Fatores que afetam o humor *bílis*

O humor *bílis* é muito ativo à tarde, quando o sol atinge a temperatura mais quente do dia e quando a digestão está no seu máximo também. O clima seco e úmido favorece a elaboração desse humor, bem como o período de vida entre 25 e 50 anos. Isso significa que as pessoas nessa faixa etária correm maior risco de serem atingidas por doenças do tipo *bílis*, e que o lado *pitta* de sua constituição é possível que sobressaia.

Os alimentos de sabor salgado e ácido (ver Cap. IV) estimulam o humor *bílis*.

c) Temperamento *bílis*

Quando, de maneira hereditária, o catabolismo (faculdade de transformar os alimentos em energia e tecidos orgânicos) está acima da média, diz-se que a pessoa é dotada de um temperamento *bílis*. Dizemos também que o processo de destruição orgânica (catabolismo) é maior que o anabolismo (ou faculdade de constituir tecidos); o indivíduo apresenta, portanto, as seguintes características: consome muito alimento e bebidas (apetite importante e sede freqüente); produz muitas excreções, o que significa que a quantidade de fezes, urina e suor é importante em relação à comida absorvida; seu tipo físico é intermediário (nem gordo, nem magro); a pele, as unhas e os cabelos são predominantemente claros; alguns sinais de envelhecimento aparecem bem cedo (cabelos brancos muito cedo e rugas aparentes); as respostas mentais aos estímulos exteriores são vivas; esse temperamento apresenta sempre argumentos irrefutáveis; um tipo ativo (nem muito irritável, nem muito passivo).

d) As causas de ativação do humor *pitta*

Todos os excitantes e as substâncias irritantes que fazem o *agni* do corpo entrar em atividade, favorecendo assim o "*karma do agni*" ou a atividade química do corpo, são considerados causas do *prakop* do *pitta*. Por exemplo, um calor excessivo devido ao sol ou ao fogo (se a pessoa vive em um país quente ou nos trópicos), excesso de exercício, excessos alimentares, o período durante o qual a digestão está no seu máximo, a fermentação dos alimentos no estômago ou nos intestinos, bebidas quentes, excesso de estimulantes como chá, álcool, vinagre, temperos, pimenta, cebola, alho, mostarda, gengibre, grãos de sésamo, picles, melaço, frutas secas, óleo, gorduras animais (com exceção da manteiga), carne, peixe, ácidos, alcalinos, sais, fumo, uso de substâncias que envenenam o organismo, o fato de entregar-se a emoções fortes, a luxúria, a cólera, o medo, a dor, etc. — tudo isso tende a provocar o "*karma do agni*". No entanto, comparando-se com os alimentos vegetais, a carne é mais estimulante: 500 gramas de carne aumentam a taxa de metabolismo em 20% e mantém-se nesse nível por quatro horas; a mesma quantidade de alimentos ricos em carboidratos aumenta a taxa de metabolismo em apenas 5%.

Nesse estado em que os tecidos do corpo são irritados, estes se tornam predispostos às infecções, e se ele é atingido por um veneno de origem bacteriana, a virulência desse veneno aumenta, bem como uma toxina que, em tempos normais se apresentaria sem efeito, se torna patogênica. Reagindo a essa toxina, o *agni* corporal desencadeia elevação de calor sob forma de febre ou de inflamação local aguda. O *agni* estimulado dessa forma (ou a congestão sanguínea produzida) destrói ou oxida o veneno e salva o corpo da destruição, se bem que os tecidos corporais sejam, até certo ponto, consumidos nesse fogo.

A aceleração do *karma do agni* é, portanto, uma medida defensiva tomada pelo corpo para enfrentar um veneno invasor. A Ayur-Veda considera a predisposição do corpo a doença mais importante que a invasão bacteriana, no sentido que os venenos bacterianos permanecem sem efeito desde que o corpo não seja exposto a irritações, como exposição exagerada ao sol, e a doença se revela apenas na parte do corpo sujeita a fricção excessiva ou a irritação.

e) Doenças causadas pela ativação ou pela aceleração (*prakupit*) do *agni*

Febre causada por ativação do *agni* (*pitta jwar*): quando um veneno muito virulento circula por todo o corpo, a reação do *agni* (fogo interno) é geral e intensa, dando lugar a uma febre elevada. Portanto, todas as febres podem ser consideradas como resultado de um distúrbio do humor *bílis* como resposta a um ataque agudo de substâncias tóxicas e todos os sintomas paralelos como transpiração, sede, vômitos, diarréia, delírio, anemia, pulso "saltitante" são chamados de "*febres da bílis*".

Problemas sanguíneos: os estados hemorrágicos relativos ao agente tóxico que circula no sangue são causados por um agravamento do humor *bílis*, na medicina ayur-védica. Outros problemas, como a elaboração excessiva do pigmento da *bílis* (hemólise excessiva), por exemplo icterícia e alguns tipos de anemias — são causados pelo *pitta*, enquanto que doença degenerativa do fígado, como a cirrose — é causada pelo humor *vento*.

Problemas estomacais: quando as bactérias tóxicas ou os metabólitos se acumulam no estômago ou nos intestinos de um indivíduo de constituição hipercloridrica (pessoas sujeitas a queimaduras no estômago), surge uma gastrite acompanhada dos seguintes sinais: sede, vômitos, palpitações ou diarréia. Nesse caso, o humor *bílis* está envolvido.

CARACTERÍSTICAS DOS TRIDOSHAS		
VATA	PITTA	KAPHA
Seco Leve Frio Enrugado Sutil Móvel Claro Dispersivo	Oleoso Penetrante Quente Leve Móvel Líquido Cheiro azedo	Pesado Lento Frio Viscoso Denso Doce Estático
ELEMENTOS DOS TRIDOSHAS		
VATA	PITTA	KAPHA
Ar + Éter	Fogo + Água	Terra + Água

Problemas dos pulmões: nos indivíduos do tipo *bílis* que são atacados por tóxicos virulentos, os pulmões são suscetíveis de serem afetados da seguinte maneira: febre alta, expectoração abundante e purulenta, sede. É o que chamamos de inflamação aguda das vias respiratórias, como a bronquite aguda, por exemplo. É por isso que em vários casos de bronquite aguda deve-se suspeitar do processo digestivo.

Doenças de pele: pústulas, erupções agudas e todas as lesões inflamatórias da pele são causadas pela presença de substâncias tóxicas de origem gastrintestinal, conseqüentemente problemas do humor *bílis*.

Doenças urinárias devido a problemas do humor *bílis*: quando a urina contém sangue (hematúria) ou um pigmento de cor amarela chamado urobilonogene (urina de cor amarelo forte), isso indica que ela contém resíduos da destruição de células sanguíneas que circulam por intermédio do humor *bílis*.

Inflamações agudas: no caso de uma reação motivada pelo ''fogo metabólico'' (*agni*) como resposta às toxinas que circulam pelos vasos sanguíneos deste ou daquele órgão, surge uma inflamação aguda, acompanhada dos seguintes sinais: vermelhidão, congestão, calor, liquefação... Nesses casos, diz-se que o responsável é o humor *bílis*, principalmente nas seguintes doenças: apendicite aguda, peritonite, nefrite aguda, encefalite, osteomielite, sinusite aguda e superativa, angina aguda e fleimões, abscesso hepático, mastite aguda, etc. Essa reação do humor *bílis* é benéfica ao paciente na medida em que representa um esforço do corpo de livrar-se de certas toxinas.

Deficiência do humor *bílis*: quando o ''fogo digestivo'' do corpo é insuficiente e incapaz de reagir contra a absorção de certos venenos e de destruí-los, diz-se que ele está apresentando uma deficiência de *pitta* ou de *agni*.

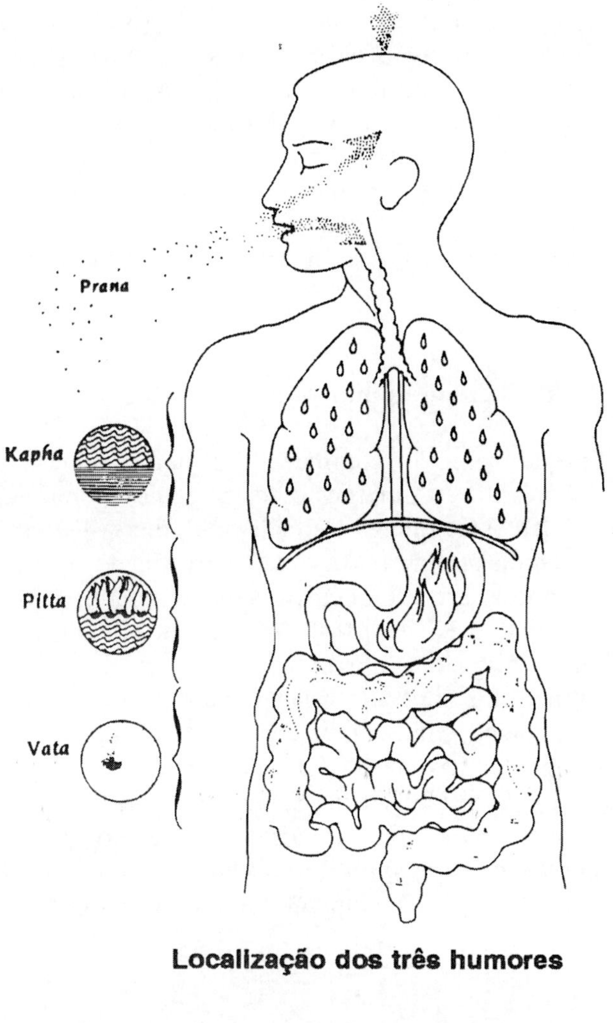

Localização dos três humores

f) Tratamento dos problemas do humor *bílis*

Tratamento preventivo: em primeiro lugar, as pessoas de temperamento *bílis* devem restringir um pouco sua alimentação no verão e no outono e evitar exposição ao sol. As medidas preventivas a seguir são as melhores para combater os problemas causados pelo humor *bílis*: consumo regular de manteiga apurada (ver Cap. IV) de forma interna ou externa (massagens); utilização de laxantes leves e, se possível, de sabor doce; absorção de alimentos e plantas de sabor doce, amargo e adstringente (ver Cap. IV); tomar banhos mornos ou frios (ou duchas); descansar em locais frescos, evitar dormir durante o dia e tomar banhos à meia-noite (!).

Tratamento curativo: como a reação da parte *pitta* aparece sob a forma de febre e vários tipos de inflamações, a medida defensiva será utilizar estimulantes e diaforéticos no tratamento.

g) A dietética do humor *bílis*

Essa alimentação compreende principalmente a utilização de sabores doces, amargos e adstringentes, como nos seguintes alimentos: manteiga clareada, mel, óleos, leite fresco, gorduras animais, açúcar de cana não refinado, uva e todas as frutas doces, arroz branco ou semicompleto, trigo, frango e ferro, coral e pó de pérola (em doses homeopáticas ou na forma de oligoelementos).

Outros alimentos são específicos do humor *bílis* e devem ser utilizados para combater problemas provenientes dele: aipo, menta, pastinaga, óleo de girassol, vinagre e nozes. Quando há problemas do humor *bílis*, devem ser evitados: óleo de sésamo, alho, espinafre, vinho e cerveja. Todos esses alimentos do tipo *pitta* fortalecem a circulação sanguínea, mas nem sempre se adaptam aos problemas nervosos ou linfáticos.

h) Tratamentos naturais do humor *bílis*

Sabores aconselhados: amargo, doce e adstringente.

Alimentos aconselhados: manteiga apurada, chá preto, banana, cenoura, rabanete, marmelada de rosa, abacaxi, noz de coco, tâmaras, amêndoas, cevada, leite, uva, limão, manga, gengibre, romã, trigo, arroz, ervilha, maçã, pepino, melão e couve-flor.

Alimentos desaconselhados: cebola, berinjela, iogurte, canela, mostarda, cominho, alho.

Comportamentos desaconselhados: jejum, cólera, transpiração excessiva, fadiga sexual, insônia, alcoolismo.

Plantas aconselhadas: raiz de alcaçuz, madeira de sândalo, coentro, cássia, funcho.

Terapias naturais: laxantes e purgantes leves, massagem das extremidades e do tórax com bálsamos frescos (*bálsamo-do-tigre*), banhos frios.

Comportamento aconselhado: buscar a calma.

Yogaterapia: *Shavasana* (postura de cadáver), *Padmasana* (lótus ou semilótus), exercícios respiratórios leves.

3. O humor *fleuma* (kapha)

O fenômeno do crescimento que implica a multiplicação das células e a elaboração de orgânicas novas é uma propriedade fundamental da vida. Ela dura a vida toda mas manifesta-se mais no período pré-natal e durante o crescimento. Quando o corpo atinge a idade adulta, entre 20 e 25 anos, o processo de crescimento aparentemente cessa mas, enquanto isso, o anabolismo continua a produzir células de reposição úteis para corrigir defecções causadas pelas doenças e pelos traumatismos. As funções reprodutora e criativa do cérebro duram até o fim da vida; elas também são outras manifestações do anabolismo.

O principal fator responsável pelo desenvolvimento parece ser o tecido líquido pelo qual os órgãos recebem a sua alimentação adequada. A substância fundamental presente nesse tecido líquido responsável pelo desenvolvimento é chamada de *kapha* ou *fleuma* na terapia ayur-védica. Em sânscrito, a palavra *kapha* significa "substância resultante da água". Foi provado experimentalmente que se utilizarmos água estéril que foi usada para lavar uma ferida, isso pode servir de estímulo para o desenvolvimento de um medicamento de cultura. Da mesma forma, o líquido proveniente dos tecidos embrionários pode aumentar a rapidez da proliferação de um medicamento de cultura. Além disso, o líquido vital útil ao desenvolvimento tem ação destrutiva sobre as bactérias e reforça a imunidade do organismo. Essa propriedade na Ayur-Veda é atribuída à *kapha*, que, neste caso, é chamado de *oja*, isto é, *substância resistente do corpo.*

Como o humor *vento* e o humor *bílis*, o humor *kapha* pode ser classificado em cinco subagentes:

a) Os cinco tipos de *fleuma*

Kleydan kapha: esse humor situa-se no estômago, onde umedece o alimento ingerido e ajuda a separar o bolo alimentar em partes.

Avlumbun kapha: situa-se no coração, onde destila os alimentos mais tônicos a partir do sangue para reforçar a energia do coração. Esse humor assemelha-se muito ao que os chineses chamam de "essência vital". Esse humor também é encontrado na medula óssea e na cabeça.

Russum kapha: situa-se na garganta. Sua função é utilizar a essência vital isolada pelo humor anterior e introduzir outros líquidos bioquímicos nela. Pensamos imediatamente na secreção das glândulas tiróide e paratiróide.

Snehan kapha: localiza-se na cabeça. Esse humor do tipo *fleuma* serve para lubrificar os tecidos do cérebro e transportar glicose para o mesmo. Parece que o *snehan* é também o meio de comunicação entre os íons positivos e negativos, principalmente nos órgãos dos sentidos.

Schlesma kapha: esse humor serve para lubrificar as articulações. Alguns médicos ayur-vedistas acham que se trata do líquido sinovial.

No mundo vegetal vários alimentos são considerados *nutritivos*. Dizemos que esses alimentos são também estimulantes do humor *kapha*. São eles: leite, manteiga, cereais, ovos, caldos vegetais e de carne, frutas.

b) Temperamento *fleuma*

As pessoas nas quais a *fleuma* e a *água* predominam são aquelas que, constitucionalmente, têm um mecanismo construtivo (anabolismo) importante. Como dão importância a uma alimentação normal, seu corpo é também proporcionado e resistente às doenças mais lentas em seus movimentos. A quantidade de alimentos que absorvem é pequena, em comparação à sua estatura. Podem ficar sem alimento e bebida sem problemas por algum tempo. Psicologicamente, têm muitas inibições e são bastante fleumáticas de temperamento. Parecem calmas e são muito lentas em suas reações. Têm espírito crítico. Seu poder de resistência às doenças e sua fertilidade nas relações sexuais são fundamentais. Além disso, essas pessoas são muito sociáveis.

c) Fatores que afetam o humor *fleuma*

O excesso de alimentos e bebidas, combinado com falta de exercícios, sono excessivo, e o fato de morar numa região úmida favorecem o surgimento de problemas do humor *fleuma*. Nesse caso, quando o "fogo digestivo" (*agni*) do corpo é fraco, a alimentação ingerida, que é constituída principalmente de hidratos de carbono, gorduras e proteínas, não é oxidada o suficiente. Disso resulta uma má combustão, que produz defecções como ácido láctico, ácidos gordurosos, colesterol, ácido úrico, etc. Na medicina ayur-védica, chamamos essas defecções de *amas* ou metabólitos. Eles podem se acumular tanto no sangue como nos tecidos e agir como venenos que dão origem a problemas do humor *fleuma*. Certas condições naturais tendem a perturbar o humor *fleuma*. Ele se torna mais abundante na primeira fase da noite, na alvorada, na primavera e nos períodos frios do ano. Na infância, a retenção do *fleuma* nos tecidos também pode ocorrer com freqüência.

d) Doenças causadas por problemas do humor *fleuma*

O agravamento geral do humor *fleuma* tende a se localizar no órgão em que os vasos sanguíneos estão debilitados (de maneira congênita) ou foram debilitados pela influência do frio ou de uma substância externa irritante. Nesse caso, a transudação de uma grande quantidade de metabólitos vai em direção ao tecido fragilizado. Conseqüentemente, surge um inchaço que chamamos de *edema de kapha*.

Esse aumento do *fleuma* torna o órgão vulnerável a infecções. Portanto, vários tipos de germes surgem e produzem um veneno. Os tecidos vizinhos se defendem produzindo um exsudato. Esse processo inflamatório é chamado de o *catarro da fleuma*. Eis alguns exemplos:

Doenças respiratórias: quando o sistema respiratório é exposto ao frio, à umidade ou a vapores irritantes e o corpo encontra-se em estado de aumento de *fleuma*, as membranas mucosas das vias respiratórias, conseqüentemente, se inflamam com catarros como constipação comum, faringite, laringite, bronquite e edemas pulmonares, todos eles acompanhados de expectoração abundante.

Doenças digestivas: se algum alimento indigesto é ingerido quando existe agravamento geral do humor *fleuma* no corpo, surge uma inflamação catarral do estômago e dos intestinos (chamado de catarro gástrico e dispepsia diarréica), acompanhada dos seguintes sintomas: plenitude no nível do epigastro, perda de apetite, náuseas, excesso de salivação, vômitos de muco, fezes malformadas de odor forte e finas. Às vezes essa inflamação ocorre no fígado ou nas vias biliares, desencadeando o aparecimento dos seguintes sintomas: cor amarelada, perda de apetite, mal-estar após as refeições e sensação de dor no fígado e fezes com coloração semelhante à da argila.

Doenças da pele: quando o agravamento geral do humor *fleuma* tende a se localizar no nível da pele e dos cabelos, chamamos essa situação de *fleuma da pele*: aparecimento de folículos, papas, vesículas inflamadas contendo um líquido claro. Essas condições estão presentes nas seguintes doenças: eczema, dermatoses seborréicas e acne. Todos esses problemas são causados por um desequilíbrio do humor *fleuma*.

Reumatismo: se existe uma tendência hereditária para os reumatismos das articulações, dos músculos, dos tendões e dos nervos, essa será agravada pela exposição ao frio, pelos choques ou pela fadiga, e a piora geral do humor *fleuma* dará origem a catarro devido ao acúmulo do humor *fleuma* nas membranas sinoviais. É o caso da artrite, do reumatismo artrítico, do reumatismo fribroso, do reumatismo tenossinóvico, da inflamação reumática dos ligamentos e das cartilagens articulatórias, etc., acompanhadas de dores e de alguma invalidez. Na medicina ayur-védica todos esses problemas reumáticos são atribuídos a distúrbios do humor *fleuma*.

Às vezes, quando há piora geral do *kapha* no corpo das crianças, o coração pode ser afetado, principalmente nos casos de reumatismo articulatório agudo que se transforma em reumatismo endocardíaco. Os sintomas são os seguintes: palpitações, respiração curta, dificuldades respiratórias e coloração pálida.

Obesidade: nas pessoas predispostas a engordar de maneira hereditária e que, além disso, absorvem alimentos em grande quantidade, o anabolismo geral do corpo passa a dominar o catabolismo. Essa situação é chamada de obesidade. Ela aparece principalmente quando o coração é fraco ou encontra-se rodeado de gorduras.

Edema: o acúmulo de metabólitos (*amas*) no sistema capilar devido a excessos alimentares e falta de exercício aumenta a transudação da linfa nos tecidos, o que tende a ocorrer principalmente nos capilares renais ou da pele. A condição edemática dos rins pode ser acompanhada por infecção crônica seguida dos seguintes sintomas: sensação de mal-estar geral, náuseas, vômitos e problemas urinários (redução da quantidade de urina). Todos esses problemas são causados pelo humor *fleuma*. Quando as mudanças são devidas à degeneração dos tecidos vasculares que causam problemas renais (e, conseqüentemente, o edema), trata-se de um distúrbio do humor *vento*.

Doenças peritoniais: as pessoas que fazem pouco exercício geralmente sofrem de gastrenterite crônica. Pode se seguir um tipo de catarro, que se transformará em peritonite crônica: a transudação do *fleuma* na cavidade do peritônio pode dar origem a parasitas intestinais. Em compensação, quando a subnutrição é responsável por uma mudança degenerativa nos tecidos digestivos (peritonite e parasitas), dizemos que essa situação é causada pelo humor *vento*.

Problemas cerebrais: o agravamento do humor *fleuma* situado no cérebro tende a ocorrer nas meninges. Essa situação infecciosa dá origem às seguintes doenças: encefalite, meningite, febre cérebro-espinhal, que apresentam os seguintes sintomas: letargia, estupor, coma, dor de cabeça, vômitos, rigidez muscular, torcicolo, febre, etc. Os problemas cerebrais, como a loucura e a epilepsia, quando acompanhados de sinais que indicam problema de *kapha*, são causados por esse humor (vertigens, letargia, lentidão de movimentos, etc.).

Problemas circulatórios: os metabólitos causados pelo excesso de alimentação e falta de exercício podem atingir o sistema circulatório e aumentar a tensão sanguínea. Isso resulta numa hipertrofia das artérias e das veias. Quando se toma o pulso de um paciente desse tipo, nota-se que ele é duro e forte.

Afecções urinárias: todos os problemas urinários em que se constata presença de substâncias anormais na urina são causados pelo humor *fleuma*: uratos, oxalatos, fosfatos, ácido úrico, cálculos urinários, excesso de pus na urina.

Tumores: os tumores e abscessos de natureza benigna na Ayur-Veda são atribuídos ao excesso de *fleuma* reagindo a algum fator irritante ou traumático em um tecido. Esses tipos de tumores surgem quando o humor *fleuma* está mais forte. Além disso, quando ocorre o envelhecimento e o *kapha* diminui naturalmente, esses tumores correm o risco de se tornarem malignos.

e) Tratamento de problemas do humor *fleuma*

Tratamento preventivo: segundo os terapeutas ayur-vedistas, para melhorar o temperamento *fleuma* é preciso diminuir os elementos cósmicos terra e água e aumentar os humores *bílis* e *vento*. As plantas e os animais das seguintes categorias: digestivas, estimulantes, laxantes e que têm gosto amargo, adstringente, picante ou alcalino — são sucetíveis de melhorar o temperamento e os problemas causados pela *fleuma*. Eis alguns exemplos desses alimentos: mel, plantas amargas como camomila ou genciana, álcool e urina de vaca (!).

Em todos os distúrbios em que os três humores estão envolvidos ao mesmo tempo, é preciso tratar primeiro o *fleuma* pelo jejum e com plantas estimulantes e aquecedoras. Somente quando os metabólitos (*amas*) tiverem sido totalmente oxidados pelo sangue, pelo processo de anabolismo, é que poderemos tratar o humor *vento* ou *bílis*, dependendo qual deles for o predominante. Podemos constatar a melhora quando os sintomas do humor *fleuma* desaparecerem.

Eis as grandes linhas de tratamento do humor *fleuma*: administração de purgantes fortes (como os aloés ou ruibarbos-da-china); absorção limitada mas constante de boas bebidas alcóolicas; jejum; exercícios físicos e prática sexual; massagem a seco (sem óleos); redução das horas de sono; mel e os seguintes alimentos: frutas, legumes fervidos, chá leve, pão, cevada, feijão, leite de cabra, creme, lentilhas, temperos, gengibre, rabanete, cenoura, alho e batata; evitar grandes refeições, o sabor doce, leite, iogurte, manteiga, arroz, óleos, nozes, laranjas, sésamo e bebidas frias.

Tratamento curativo: como o jejum permite que o processo de oxidação e eliminação funcione sem interrupção, é a melhor terapia para a *fleuma*.

Um jejum curto de três dias é suficiente para oxidar e ajudar na excreção de metabólitos nos casos de problemas causados pela *fleuma*. Por outro lado, jejum de uma semana, feito sob observação, pode curar os problemas crônicos do humor *fleuma*.

De maneira geral, jejum curto feito na primavera é uma boa prática em termos de saúde, cujos efeitos se farão sentir por muitos meses. Aqueles que não podem jejuar completamente devem reduzir a alimentação ao máximo e não consumir nada além dos seguintes alimentos: frutas, legumes fervidos, leite coalhado e chá leve. Essa dieta leve deve ser seguida por uma ou duas semanas.

Todas as pessoas com problemas de *fleuma* devem diminuir a quantidade geral de alimentos por um certo tempo e evitar principalmente gorduras, açúcares, laticínios, manteiga, óleos, bebidas frias, laranjas, bananas, nozes e grãos de sésamo.

Elas devem, também, fazer exercícios regularmente pela manhã e à noite.

Se conhecerem a técnica, podem aplicar o método "*vômito dos yoges*" (ver Cap. VI), precedidos de banho a vapor ou de sauna e seguido de um purgante ou de lavagem anal.

Durante todo o tratamento é indispensável cuidar para que os alimentos a seguir estejam presentes nas refeições diárias: pão de segunda, cevada, lentilhas, leite coalhado, mel e temperos. Bebidas medicinais também devem ser consumidas regularmente: decocções de cevada, de rabanete e de alho e de grãos de feno grego. Quando a cabeça e as vias respiratórias estão infectadas, é preciso utilizar o método de gotas no nariz (*nasya*, ver Cap. VI) e fumar cigarro de eucalipto de tempos em tempos (um a três por dia).

f) Tratamentos naturais do humor *fleuma*

Sabores aconselhados: amargo, picante e adstringente.

Alimentos aconselhados: mel (principalmente envelhecido há mais de um ano), alho, trigo, peixe, espinafre, mostarda, cebola, sal, carne de carneiro, papaia, tomate, pimenta, água fervida, chá.

Alimentos desaconselhados: excesso de alimentos crus, frutas cruas e bebidas frescas, bananas, amêndoas, água fresca ou fria, leite, óleos, cenouras, batatas.

Comportamentos desaconselhados: dormir muito durante o dia, falta de exercício, tomar friagem durante a digestão.

Plantas aconselhadas: *Asa foetida*, gengibre, pimenta-do-reino, salsa-parrilha, corcuma, cravo-de-cabecinha, canela, alho, menta, noz-moscada, manjericão, aloés, funcho, feno grego, grãos de anis, cominho, sene.

Terapias naturais: eméticos (vômitos provocados), jejum curto ou dieta, exercício físico, limpeza do nariz (*netikriya*), massagem do terceiro olho.

Comportamento aconselhado: ficar um pouco acordado de noite, dormir menos, preocupar-se um pouco mais com as coisas.

Yogaterapia: *Nadishodana* (respiração alternada).

CAPÍTULO IV

A verdadeira dietética da yoga

1. Conselhos gerais

Ela é de importância primordial e foi-lhe dada um lugar de destaque na Ayur-Veda. A ciência moderna da dietética está "defasada" em relação a ela, pois um dos seus principais objetivos consiste em levar em consideração a quantidade de ingredientes, de calorias dos alimentos, e classificar de acordo com as gorduras, proteínas, carboidratos, etc., sem levar em conta a capacidade digestiva de cada consumidor, as estações do ano e outros fatores vitais. Ela tem, portanto, pouco valor prático. A Ayur-Veda baseou a *ahar mimansa* (ciência da dietética) na capacidade digestiva do consumidor (*agnibal*). Uma outra faceta importante é o *matra praman* ou quantidade específica medida de um alimento, que permite sua digestão correta, bem como sua assimilação e excreção. Esses dois fatores são variáveis e diferentes, dependendo de cada indivíduo, seu poder digestivo, seus humores e sentimentos, das mudanças de estação, etc.

Os dois fatores acima são necessários para a compreensão e apreciação da dietética ayur-védica e de seus outros princípios de base.

Os pontos a seguir merecem ser estudados atentamente para que se possa manter uma saúde perfeita.

1. Os alimentos podem ser, por natureza, de digestão leve ou pesada. Arroz, sopa de legumes, carne de veado (*sic.*) pertencem à primeira categoria, enquanto que leite, cana-de-açúcar, peixe pertencem à segunda. É preciso observar que a maneira de cozinhar os alimentos pode fazer com que eles passem de uma categoria para outra: o arroz doce torna-se pesado e indigesto pelo acréscimo de açúcar, manteiga, amêndoas, etc.

2. O fato de cozinhar em fogos diferentes, de adicionar água, óleo, mostarda, etc., e a natureza dos utensílios utilizados na cozinha também foram levados em consideração.

3. Foram considerados também os países em que são cultivados os alimentos, a natureza dos produtos e o apetite do consumidor.

4. A hora do dia, a estação, a indigestão (se essa ocorrer) são fatores importantes com os quais também devemos contar.

Eis a seguir detalhes dos procedimentos antigos (*asthanga*) de **descrição do ritual das refeições**:

1. Depois de tomar seu banho diário, vestir roupas adequadas; em seguida, depois de ter cumprido os ritos religiosos, iniciar a refeição com um estado de espírito agradável.

2. Ingerir alimentos frescos, pratos "saídos do forno" e cozidos na manteiga apurada, o que facilita sua digestão, assimilação e excreção.

3. Não se precipitar para comer, nem despender muito tempo à mesa. A primeira atitude leva à indigestão, enquanto que a segunda leva a comer demais, a não-saciedade, etc. O ideal é o meio-termo das duas.

4. Comer somente aquilo que convém à sua constituição, evitar tudo o que é impróprio. Respeite seus gostos em termo de comida e bebida, pois eles têm base e tendências fisiológicas e psíquicas.

5. Incluir os Seis Sabores (*rasas*, ver adiante) nos menus diários: nos alimentos açucarados, salgados, azedos, ácidos, picantes, adstringentes e amargos, essas duas últimas catego-

rias, principalmente o sabor amargo, raramente incluídas no cardápio.

6. Como regra geral, é conveniente comer, em primeiro lugar, os alimentos pesados, doces e açucarados, oleosos, depois os alimentos agroácidos e, para finalizar, os preparados secos e não fluidos.

7. Beber apenas água suficiente para matar a sede. Não use a água para empurrar a comida pelo tubo digestivo. É aconselhável que as pessoas gordas bebam no início da refeição e as pessoas magras apenas no final dela.

8. As pessoas de pouca capacidade digestiva devem comer pratos quentes, fluidos, e nunca alimentos frios, secos e sólidos.

9. Evitar comer demais, de menos, e ingerir combinações de alimentos de qualidades opostas. Sal em excesso faz mal aos olhos. Excesso de alimentos agroácidos leva à senilidade precoce.

10. Encher metade do estômago com alimentos, um quarto com água e deixar o resto vazio. Essa é a quantidade ideal para uma digestão correta, que é o alicerce da saúde.

11. Arroz, trigo, manteiga clareada (*ghee*), leite, mel, romã e sal-gema são bons. Porém iogurtes, peixe, rabanete seco ou não maduro, grãos de cereais deixados de molho à noite toda e germinados, legumes folhudos não são bons e devem, portanto, ser consumidos com moderação.

2. Estudo dos alimentos

a) Os cereais[1]

Trigo:

— *Sabor e energia*: doce, frio e pesado.

— *Regulariza* os humores *vento* e *bílis*.

— *Ação, indicações*: "Reino dos cereais", dizem os ayurvedistas; muito nutritivo; fortifica os tecidos; tônico sexual· garante um bom desenvolvimento.

1. Veja a obra de Jean-Luc Darrigol: *Os cereais para sua saúde.*

— *Preparo*: deve-se sempre torrar um pouco sob a forma de grãos ou bolacha e depois cozinhá-lo com água (massas, pães, farinhas).

Arroz:

— *Sabor e energia*: doce, fresco, untuoso.

— *Regulariza* os humores *vento, bílis* e *fleuma*.

— *Ação, indicações*: a ação nutritiva depende muito do tipo de arroz utilizado. O arroz "jovem" é diurético; prende as fezes. O arroz "velho" é mais nutritivo. Deve-se evitar o arroz em caso de constipação ou gastrite aguda.

— *Preparo*: utilizar, de preferência, o arroz branco ou semicompleto e não o completo. Acrescentar um pouco de cravo-de-cabecinha durante o cozimento.

Milho miúdo:

— Sabor e energia: quente e seco.

— *Regulariza* o humor *vento*.

— *Ação, indicações*: bom tônico geral; dá força e boa cor; desaconselhado para as constituições do tipo *bílis*.

Cevada:

— *Sabor e energia*: áspera, fresca, pesada, saborosa, adstringente e doce.

— *Regulariza* os humores *vento*, *bílis* e *fleuma*.

— *Ação, indicações*: tônica e fortificante; destrói mucos (escarros, catarros), cura a tosse e esfalfamentos; constipa um pouco; bom para as febres e regurgitações; elimina as toxinas e clareia a urina; bom para a diabete e dores de garganta.

— *Preparo*: acrescentar um pouco de gengibre (fresco ou em pó) para o cozimento. Com lentilhas, a cevada é um bom caldo para os convalescentes.

Sopa de arroz ayur-védica: purifica o sangue e os rins.

1) Leve:

— *Ação, indicações*: abre e faz circular energia (*Vayu*) em todos os canais sutis.

— *Preparo*: cozinhar o arroz até a consistência do leite.

2) Grossa:

— *Ação, indicações*: tônica, aumenta a potência do corpo. Bom para a constituição.

— *Preparo*: cozinhar até a consistência do iogurte.

3) Muito grossa:

— *Ação, indicações*: boa para combater diarréia, vômitos e náuseas. Para os temperos *vento* pode-se acrescentar alho, cebola e queijo (*gruyère*) desde o início do cozimento. Para os temperamentos *fleuma* acrescenta-se gengibre e pimenta-do-reino no início do cozimento.

— *Preparo*: cozinhar até a consistência da manteiga.

Arroz torrado:

— *Ação, indicações*: o arroz grelhado antes do cozimento perde o seu poder constipante e pode até causar um pouco de diarréia; recomendado para acelerar a cura de uma fratura.

— *Preparo*: o arroz é grelhado em fogo baixo com um pouco de manteiga.

Sopa de arroz e cevada:

— *Ação, indicações*: bom para combater febres.

— *Preparo*: cozinhar na água duas partes iguais de arroz e cevada.

Tsampa (farinha de cevada torrada):

— *Sabor e energia*: quente, nutritiva e pesada.

— *Ação, indicações*: pesada para se digerir mas muito tônica e nutritiva (veja as propriedades de cevada, acima).

— *Preparo*: reduz-se o seu peso cozinhando-a com um pouco de cerveja e soro de queijo branco.

Trigo mourisco:

— *Sabor e energia*: quente e estável.

— *Regulariza* o humor *fleuma*.

— *Ação, indicações*: tônico que prende o ventre. Desaconselhado para as constituições do tipo *bílis*. Calmante.

Milho:

— *Sabor e energia*: doce, untuoso.

— *Regulariza* o humor *fleuma*.

— *Ação, indicações*: cereal nutritivo e tônico se for bem digerido.

— *Preparo*: é preciso primeiro torrá-lo e adicionar um pouco de limão, sal e pimenta. O óleo de milho é bom para cozinhar.

b) Os legumes [2]

Pepino:

— *Sabor e energia*: doce, fresco.

— *Regulariza* os humores *vento* e *bílis*.

— *Ação, indicações*: mata a sede. Digestivo e aperitivo. Diurético, libera os rins (problemas urinários) e alivia as sensações de calor. Ajuda a dissolver cálculos renais. Alimento excelente nos dias quentes do ano e para os alcoólatras.

— *Preparo*: as sementes de pepino (em sopa) melhoram a gonorréia e as sensações de queimadura na micção. Evitar o pepino cru no inverno.

Tomate:

— *Sabor e energia*: saboroso, azedo.

— *Regulariza* o humor *fleuma*.

— *Ação, indicações*: sendo um purificador do sangue, o tomate é aconselhado nos seguintes casos: anemia, hemorróidas, impurezas no sangue e problemas do fígado. Fortifica o sistema digestivo e principalmente o estômago.

— *Preparo*: a sopa de tomate é recomendada para os convalescentes (nutritiva). Cozido com óleo de sésamo, sal e pimenta-do-reino, é tônico e purifica o sangue.

Cenoura:

— *Sabor e energia*: doce, amarga, picante, quente e leve.

— *Regulariza* os humores *vento* e *fleuma*.

---

2. Veja a obra de Alain Saury: *Manual dietético das frutas e dos legumes* (Éditions Dangles).

— *Ação, indicações*: nutritiva, abre o apetite. Bom para hemorróidas, anemia, menstruação insuficiente, vermes, acidez digestiva. Desaconselhada para os temperamentos *bílis* e problemas sanguíneos. Pode causar secura nos olhos.

— *Preparo*: o suco de cenoura deve ser bebido muito lentamente e, além disso, deve-se começar com pequenas quantidades (um quarto de um copo). A sopa de cenoura também é excelente.

Ervilhas:

— *Sabor e energia*: saborosas.

— *Regulariza* o humor *bílis*.

— *Ação, indicações:* bom tônico geral. As constituições *vento* devem evitá-las.

— *Preparo*: preparar com alho, limão e temperos. Fritar no óleo de sésamo para possibilitar a sua absorção pelas constituições *vento*.

Rabanete:

— *Sabor e energia*: leve, picante, quente.

— *Regulariza* os humores *bílis* e *fleuma*.

— *Ação, indicações*: aumenta o apetite, digestivo. Estimula o fígado e a energia do sistema digestivo (ptose do baço). Elimina o muco (escarro). Bom para dores de garganta, tosse e asma, cálculos e problemas renais.

— *Preparo*: no caso de hiperacidez, comer rabanetes cozidos com melaço. Evitar comê-los crus (ou fazê-lo apenas em pequenas quantidades). O rabanete bem cozido é bom para a constipação.

Aipo:

— *Regulariza* os humores *bílis* e *fleuma*.

— *Ação, indicações*: bom para a dispepsia. Aumenta o apetite, elimina o muco, alivia as dores reumáticas e os problemas urinários. Bom para as constipações e para a tosse.

— *Preparo*: suco de aipo fresco ou sopa de aipo.

Aspargo:

— *Sabor e energia*: frio, calmante.

— *Regulariza* os humores *vento* e *bílis*.

— *Ação, indicações*: diurético, clareia a uriná e as fezes. Aumenta a vitalidade e a virilidade.

Couve:

— *Sabor e energia*: doce, untuosa, pesada, fria.

— *Regulariza* os humores *bílis* e *fleuma*.

— *Ação, indicações*: recomendada especialmente para as constituições *bílis*. Bom para a tosse crônica e a bronquite.

— *Preparo*: adicionar, na hora do cozimento, sementes de cominho para evitar arrotos estomacais. A couve é vermífugo. O suco de couve branca cura verrugas.

Berinjela:

— *Sabor e energia*: untuosa, picante, quente, leve.

— *Regulariza* os humores *vento* e *fleuma*.

— *Ação, indicações*: legume tônico e nutritivo. Melhora os seguintes problemas: febre, dilatação do baço e anemia. Aumenta a qualidade e a quantidade de espermas.

— *Preparo*: para obter um bom efeito terapêutico, cozinhar 2 ou 3 berinjelas com bem pouco óleo. Consumir pela manhã, em jejum.

Funcho:

— *Sabor e energia*: doce, picante e amargo.

— *Ação, indicações*: aperitivo, digestivo e carminativo. Mata a sede anormal, alivia náuseas e cólicas. Impede a formação de mucos. Recomendado para problemas nos olhos. Tonifica o útero e aumenta o leite materno. Evita gases e clareia a urina.

— *Preparo*: o pó de funcho misturado ao pó de alcaçuz (com um pouco de açúcar mascavo e manteiga clareada) é um bom remédio contra as sensações de calor. Uma receita de bebida indiana para o verão: leite + amêndoas + funcho + pistaches + pétalas de rosa.

Azeitona:

— *Regulariza* os humores *vento* e *fleuma*.

— *Ação, indicações*: levemente laxante, bom para problemas intestinais. Aumenta os movimentos peristálticos. A azeitona aumenta a secreção biliar.

— *Preparo: são particularmente aconselhadas azeitonas pretas maceradas na salmoura.*

Cebola:

— *Sabor e energia*: quente, picante, doce, azeda, amarga, adstringente.

— *Regulariza* o humor *vento*.

Ação, indicações: tônico, afrodisíaco, germicida. Especialmente apreciada durante as epidemias de gastrenterite e cólera. Bloqueia a produção de *fleuma*: bronquites crônicas. As pessoas de constituição *bílis* devem evitá-la. Aumenta o apetite. Clareia as menstruações muito escuras.

— *Preparado tônico para os órgãos sexuais masculinos:* pegar uma cebola branca, tirar a casca, esmagar e fritar levemente na manteiga. Comer com um pouco de mel, em jejum (cura no período de 21 a 42 dias). Aumenta a libido e fortifica os órgãos sexuais. O funcho atenua o mau hálito produzido pela cebola.

Espinafre:

— *Sabor e energia*: frio, untuoso.

— *Regulariza* o humor *vento*.

— *Ação, indicações*: nutritivo, aumenta o apetite. Diurético, cura edemas e as sensações anormais de calor. Bom para bronquites, garganta dolorida e ardida e cálculos renais. Fortalece o fígado e o intestino. Contra regurgitações. Desaconselhado para dôres de cabeça.

c) Os leguminosos

Grão-de-bico:

— *Regulariza* o humor *fleuma*.

— *Ação, indicações*: recomendado para problemas sanguíneos, rinite, problemas de garganta e faringites, constipação e parasitas.

— *Preparo*: não é preciso dizer que todos os leguminosos devem ser bem cozidos.

Fava:

— *Sabor e energia*: doce, untuosa, pesada, fresca.

— *Regulariza* o humor *vento*.

— *Ação, indicações*: bom para o crescimento, fortalece o esperma, aumenta o leite materno.

Lentilhas escuras:

— *Sabor e energia*: doce, adstringente.

— *Regulariza* os humores *vento*, *bílis* e *fleuma*.

— *Ação, indicações*: úlceras bucais, tosse, náuseas, tumores, dores do coração e hemorróidas.

— *Preparo*: entram na composição de uma sopa indiana temperada: a *daal*.

Ervilhas partidas:

— *Sabor e energia*: adstringentes, secas, doces, frescas, picantes e leves.

— *Regularizam* os humores *bílis* e *fleuma*.

— *Ação, indicações:* consideradas as melhores leguminosas e as mais digestas.

d) As frutas [3]

Limão:

— *Sabor e energia*: leve, picante, doce, frio.

— *Regulariza* o humor *bílis*.

— *Ação, indicações:* mata os parasitas intestinais e cura os males do estômago. Mata a sede e limpa a garganta. Bom para gastrites, indigestão, náuseas, diarréias, anorexia, cons-

---

3. Veja a obra de Alain Saury: *Manual dietético das frutas e legumes* (Éditions Dangles).

tipação e vômitos. O limão é bom para combater as febres e para os problemas de fígado. Ele purifica o organismo, dá fluidez ao sangue e facilita a circulação. O limão verde é bom para as pessoas de constituição *bílis.*

— *Preparo* (limão medicinal): colocar o suco de limão num copo de água fervida e amornada. Acrescentar uma pitada de sal. Evitar tomar limão à noite, antes de dormir, ou nos dias de muito frio, bem como quando a pessoa estiver constipada. O suco de limão é indicado para os períodos de convalescência.

Laranja:

— *Sabor e energia*: saborosa, doce, fria.

— *Regulariza* os humores *vento* e *bílis.*

— *Ação, indicações:* estimula o *agni* e o apetite. Combate hemorróidas. Elimina as dores agudas e os parasitas intestinais. Bom para tosse, esfalfamentos, cólicas, vermes, anorexia, vertigens e vômitos. Essa fruta é tônica e rejuvenescedora. Bom para os cabelos e para hipertensão. A laranja purifica o sangue e estabiliza os níveis de energia (*Prama-Vayu*). A cura através da laranja elimina as toxinas mentais e físicas, dizem os tantristas. Ela é boa para o coração e a asma.

— *Preparo*: evitar a laranja nos dias frios e à noite, antes de dormir. A laranja doce é melhor do ponto de vista ayurvédico. A casca de laranja frita no azeite de oliva é um ótimo laxante.

Uva:

— *Sabor e energia:* doce, ácida, adstringente.

— *Regulariza* o humor *fleuma.*

— *Ação, indicações:* atua nos problemas do humor *bílis* e do sangue. Excelente para combater queimaduras, dessecação da pele e das mucosas, desmaios, febres, esfalfamentos e tosse. A uva purifica o sangue e tonifica o corpo. A uva verde clareia a tonalidade da pele.

Maçã:

— *Sabor e energia:* doce, leve, saborosa.

— *Regulariza o humor fleuma.*

— *Ação, indicações:* fruta tônica, fortalece as fezes e dá boa coloração. É digestiva e abre o apetite. Bom para combater disenteria crônica, diarréia e problemas digestivos. Purifica e renova o sangue.

— *Preparo* (uso corrente): suco de maçã (principalmente no verão), compotas, molhos de maçã (*chutney*); 2 ou 3 maçãs assadas no forno consumidas na hora de deitar ajudam a aliviar a constipação.

Banana:

— *Sabor e energia: doce, fria, adstringente.*

— *Regulariza* os humores *vento* e *bílis.*

— *Ação, indicações:* nutritiva, tônica e fortificante, a banana melhora o estado do sangue e da constituição *bílis.* No entanto, ela é desaconselhada para as pessoas de constituição *fleuma* porque aumenta o muco. Ela acalma e diminui o ardor (a coragem); pesada e rejuvenescedora, afrodisíaca; aumenta a carne (*dhatu*) e o apetite; acalma o sistema nervoso (principalmente o das mulheres). Deve ser evitada nos casos de dispepsia e diarréia.

— *Preparo:* as bananas grandes podem ser cozidas e servidas como legume.

Tâmara:

— *Sabor e energia*: doce, fresca, pesada, adstringente.

— *Regulariza* os humores *vento, bílis* e *fleuma.*

— *Ação, indicações:* equilibra os três humores, purifica o sangue e aumenta o esperma (*dhatu*).

Pêra:

— *Sabor e energia:* pesada, untuosa, doce e fresca.

— *Regulariza* os humores *bílis* e *fleuma.*

— *Ação, indicações:* tônica e benéfica para o coração, diurética e indicada nos casos de queimaduras gástricas. Recomendada principalmente para as pessoas de constituição *bílis.* Em quantidades excessivas, ocasiona distensão abdominal.

Abacaxi:

— *Sabor e energia*: doce, leve.

— *Regulariza* os humores *vento* e *bílis*.

— *Ação, indicações*: mata a sede anormal e aumenta os fluidos vitais (*dathus*). Em quantidades excessivas, o abacaxi aumenta o humor *fleuma*. Abre o apetite, estimula a eliminação pelos rins e os tonifica. Aconselhado nos casos de depressão nervosa e desintoxicação. Acalma a garganta também.

— *Preparo*: deve ser consumido em pequena quantidade, bem maduro, no final das refeições.

Romã:

— *Sabor e energia*: leve, adstringente, saborosa, untuosa, azeda.

— *Regulariza* os humores *bílis* e *fleuma*.

— *Ação, indicações*: aumenta o esperma (um dos 7 tecidos - *dhatus*), acalma as palpitações e a dispepsia. Fortalece a garganta, a boca e o coração. Vermífugo.

— *Preparo*: uma fruta é a dose para quatro pessoas. Segundo os ayur-vedistas, não se deve comer a semente mas, sim, engoli-la! Em tratamento médico, uma fruta por dia e por pessoa.

Manga:

— *Sabor e energia*: doce, fria.

— *Regulariza* os humores *vento* e *bílis*.

— *Ação, indicações*: tônica, nutritiva. Considerada a melhor fruta em medicina Ayur-Veda. Restaura a saúde e desintoxica o fígado. A manga pode fazer engordar (em caso de magreza). É também tônico sexual.

— *Preparo*: se a manga causa gases, deve ser consumida com um pouco de pó de gengibre e manteiga apurada. Deve estar bem madura, caso contrário pode causar constipação e intoxicação do sangue. É recomendável beber um pouco de leite depois de se comer manga.

Papaia:

— *Sabor e energia*: doce, pesada.

— *Regulariza* o humor *bílis*.

— *Ação, indicações*: aumenta o apetite e elimina a constipação. É especialmente indicada para problemas do humor e da constituição *bílis*. Por outro lado, se consumida em excesso, causa distúrbios do humor *vento*.

— *Preparo*: deve estar sempre madura, caso contrário ser cozida como legume com leite, cominho, sal e pimenta-do-reino.

Figo:

— *Sabor e energia*: saboroso, doce, fresco.

— *Regulariza* os humores *vento* e *bílis*.

— *Ação, indicações*: digestivo e abre o apetite. Elimina as impurezas do sangue, a tosse e os problemas pulmonares.

— *Preparo*: o xarope de figo é excelente para crianças pequenas; aumenta o apetite.

Noz de coco:

— *Sabor e energia*: doce, pesada, untuosa, fresca, gordurosa.

— *Regulariza* o humor *bílis*.

— *Ação, indicações*: a polpa da noz de coco é benéfica para o coração (doenças cardíacas). Tônica, purifica a bexiga. A fruta coco acalma o estado de cólera, mata a sede anormal e aumenta o esperma (*dhatu*). Garante um bom desenvolvimento. Bom contra doenças com hemorragia. A noz de coco destrói os vermes intestinais. Bom para problemas de fadiga, fraqueza geral, nervosismo e problemas urinários.

— *Preparo*: quando não está madura, a noz de coco causa agravamento dos humores *fleuma* e *vento*.

Goiaba:

— *Sabor e energia*: doce e fresca.

— *Regulariza* os humores *vento* e *fleuma*.

— *Ação, indicações*: é uma das frutas que os terapeutas ayur-vedistas mais desconfiam.

— *Preparo*: em doses excessivas, essa fruta causa diarréia e disenteria. As sementes devem ser engolidas sem serem mastigadas.

Bétele:

— *Sabor e energia*: aromático.

— *Regulariza* os humores *vento* e *fleuma*.

— *Ação, indicações*: a folha de bétele mascada (partida) reforça a dentição. Combate a coriza e o esfalfamento.

— *Preparo*: misturada ao cachu e à cânfora natural, a folha de bétele é afrodisíaca, purificadora. Clareia a voz, fortalece a garganta e abre o apetite.

Melão:

— *Sabor e energia*: doce, frio.

— *Regulariza* o humor *bílis*.

— *Ação, indicações*: mata a sede, diurético, nutritivo, combate a impressão de calor, ação digestiva. Em doses excessivas, o melão pode causar os humores *vento* e *fleuma*. A cura pelo melão desintoxica o fígado e os rins. Bom para emagrecimento, hipertensão, constipação e coloração acinzentada.

— *Preparo*: deve ser consumido sem açúcar; é um alimento exclusivamente de verão.

e) Os oleaginosos

Sésamo (gergelim)

— *Sabor e energia*: doce e oleoso, pesado.

— *Ação, indicações*: tônico, dá força. Ele aumenta o fogo digestivo (*agni*) e a inteligência. Cura problemas urinários.

— *Preparo*: a qualidade do sésamo preto é melhor, a do sésamo branco é média.

Amêndoa:

— *Sabor e energia*: doce.

— *Ação, indicações*: bom tônico, principalmente do sistema nervoso e do cérebro. A amêndoa aumenta a memória e é benéfica para os olhos.

— *Preparo*: as amêndoas devem ficar de molho a noite inteira. Pela manhã tira-se a casca e mastiga-se. Três ou quatro amêndoas são uma boa dose diária. Após o parto comer, durante 40 dias, 8 amêndoas não descascadas fritas com um pouco de manteiga apurada. Comer em jejum, com um pouco de mel, tonifica o corpo e dá força.

Amendoim:

— *Sabor e energia*: pesado, quente.

— *Regulariza* os humores *vento* e *fleuma.*

— *Ação, indicações*: as pessoas de temperamento *bílis* devem se abster de comê-lo, pois aumenta as sensações anormais de calor. Deve ser evitado nos casos de diarréias, comichões, asma e colite. Os purês de amendoim são ótimo tônico para as crianças, principalmente no inverno (pequenas quantidades). As crianças nervosas e agressivas devem evitá-lo. Em doses excessivas, o amendoim perturba os três humores.

— *Preparo*: devem ser sempre torrados.

Pinhão de pinheiro:

— *Regulariza* os humores *vento, bílis* e *fleuma.*

— *Ação, indicações*: é o melhor dos oleaginosos. É benéfico para os três humores e um bom tônico e preventivo contra todos os problemas de saúde.

— *Preparo*: nessa categoria de alimentos só o pinhão de pinheiro pode ser consumido todo e cru; 3 a 5 pinhões pela manhã são suficientes.

Castanha de caju:

— *Sabor e energia*: adstringente, doce, quente.

— *Regulariza* o humor *bílis.*

— *Ação, indicações*: aumenta o apetite e acalma o humor *bílis.* É, antes de tudo, um tônico digestivo e diurético.

— *Preparo*: é preciso torrar um pouco as castanhas de caju antes de consumi-las.

Nozes:

— *Sabor e energia*: untuosas, doces, pesadas, quentes.

— *Regulariza* o humor *vento.*

— *Ação, indicações*: tônico apreciável de todo o organismo e afrodisíaco. É também tônico do cérebro (memória, faculdades intelectuais).

— *Preparo*: consumir de 2 a 4 por dia e bem mastigadas. A sopa de nozes amassadas é bom para as pessoas constipadas.

f) Leites e laticínios

Leite de vaca (fresco):

— *Sabor e energia*: leve, adstringente, doce, frio, nutritivo.

— *Regulariza* os humores *vento*, *fleuma* e *bílis*.

— *Ação, indicações*: é um dos alimentos tônicos por excelência da Ayur-Veda. Ajuda a boa formação das fezes. Rejuvenescedor e nutritivo. Ótimo para doenças do coração (cardíacas) e tuberculose. Favorece a longevidade e engorda. É um "elixir da vida" (*Haritasamhita*). Bom contra as febres crônicas. Bom para as pessoas que parecem ativas. Melhora a qualidade do esperma; tônico sexual.

— *Preparo*: o leite com mais de um dia é considerado perigoso pelos ayur-vedistas e pelos médicos tibetanos. Levar o leite fresco ou cru ao limite da fervura e depois consumi-lo morno com um pouco de mel. É desaconselhável salgá-lo. A cada lua cheia pode-se servir o seguinte preparado medicinal: uma xícara de leite + 4 xícaras de água fervida amornada + um pouco de mel. Tomar duas vezes ao dia para limpar os rins.

Leite de vaca (U.H.T.)*:

— *Sabor e energia*: leve, adstringente, doce, frio, nutritivo.

— *Regulariza* o humor *bílis*.

— *Ação, indicações*: esse leite produz cansaço e vontade de dormir. É desaconselhável porque aumenta o humor *fleuma* e as mucosidades do corpo.

Leite de vaca (desnatado):

— *Sabor e energia*: leve, adstringente, doce, frio, nutritivo.

* No original (U.H.T.). Não foi possível identificar a que tipo de leite se refere o autor, pois não há nenhuma explicação no texto. (N. do T.)

— *Regulariza* os humores *vento, bílis* e *fleuma.*

— *Ação, indicações*: esse leite é útil quando os três humores estão desequilibrados. É bom principalmente no combate à diarréia.

Leite de cabra (fresco):

— *Sabor e energia*: adstringente, doce e frio.

— *Regulariza* o humor *bílis.*

— *Ação, indicações*: constipante; combate a tuberculose, febres, tosses, diarréia com hemorragia; recupera a harmonia do humor *fleuma.* Surge como segunda opção depois do leite de vaca.

— *Preparo*: deve ser fervido para ser purificado.

Leite de ovelha (fresco):

— *Sabor e energia*: doce, áspero, quente.

Regulariza os humores *vento* e *fleuma.*

— *Ação e indicações*: desaconselhado no caso de hemorragias. Por outro lado, é ótimo para os problemas do humor *vento.*

Iogurte (de leite de vaca):

— *Sabor e energia*: azedo, saboroso, pesado e quente, adstringente.

— *Regulariza* o humor *vento.*

— *Ação, indicações*: abre o apetite e seca as fezes (constipantes): evita problemas do humor *vento.* No entanto, é desaconselhado para as pessoas de constituição *fleuma.* Engorda um pouco, aumenta o esperma, o sangue (anemia) e o fogo digestivo (*agni*). É ruim no caso de edemas.

Não se deve consumir iogurte nos casos de febres, hemoptises, constipação, rinite aguda, epilepsia, tuberculose e doenças de peles rebeldes.

— *Preparo*: desaconselhado no inverno e após o anoitecer. Deve ser consumido com um pouco de açúcar mascavo. As pessoas com problemas de soluços, dilatação do baço, diarréia e disenteria devem salgá-lo. O soro do iogurte um pouco envelhecido alivia a constipação e a indigestão causada pelo excesso de gordura e à *fleuma* do estômago. Acrescentando-se cebolas bem cozidas ao iogurte é possível eliminar vermes intestinais.

Leite coalhado (soro de leite de vaca):

— *Regulariza os humores vento, bílis* e *fleuma.*

— *Ação, indicações*: aumenta o apetite, tem efeito tônico sobre o organismo e o coração. Bom contra hemorróidas e problemas gástricos. Aumenta o fogo digestivo (*agni*). É bom no caso de tumores. Contra-indicações: edemas, fadiga durante a canícula, desmaios freqüentes, vertigens, sede e *bílis* no sangue.

— *Preparo*:

Problemas do humor *vento*: leite coalhado + sal.
Problemas do humor *fleuma*: leite coalhado + açúcar.
Problemas do humor *bílis*: leite coalhado + gengibre + pimenta-do-reino.
Come-se com cominho e pratos salgados.

Manteiga:

— *Sabor e energia*: adstringente, fria, doce e untuosa.

— *Regulariza* os humores *vento, bílis* e *fleuma.*

— *Ação, indicações*: tônico digestivo poderoso. Constipante, aumenta o apetite. É recomendável nos casos de diarréia crônica, hemorróidas, problemas nos olhos, de memória, loucura, edemas, paralisia facial e febres. A manteiga melhora o esperma (um dos 7 tecidos vitais) e é afrodisíaca.

— *Preparo*: de preferência evitar cozinhar com ela. Para esse fim recomenda-se a manteiga apurada ou *ghee* (veja abaixo).

Manteiga *apurada* (*ghee*):

— *Sabor e energia*: doce.

— *Regulariza* os humores *vento, bílis* e *fleuma.*

— *Ação, indicações*: tônico que equilibra os três humores e principalmente a *bílis*. Dá força e trata de problemas nos olhos. Recomendada nos casos de tosse, esfalfamento, fadiga, anemia, tuberculose e icterícia. O *ghee* envelhecido há mais de um mês e aconselhável nos casos de irritação interna, doenças da pele, problemas mentais, hemorróidas, tumores, doenças venéreas e feridas, dores agudas nos olhos e no ouvido. Contra-indicações: cólera, febre, obstruções intestinais anorexia, indigestão e alcoolismo.

— *Preparo*: colocar em uma frigideira manteiga fresca (sem sal), cozinhar em fogo baixo e, com uma espátula, retirar a espuma, gradativamente, até ela desaparecer. Deixar descansar em uma tigela de barro. O *ghee* pode ser conservado até fora da geladeira. Diz-se que quanto mais velho, mais qualidade tem.

g) Os óleos comestíveis [4]

Óleo de sésamo (gergelim):

— *Sabor e energia*: pesado, untuoso, adstringente, doce e quente.

— *Regulariza* os humores *vento* e *fleuma*.

— *Ação, indicações*: é bom para os humores *vento* e *fleuma*. Faz os magros engordarem e os gordos emagrecerem. Não é muito conveniente para as pessoas de constituição *bílis* porque aquece um pouco. Tem efeito tônico sobre o sistema nervoso e aumenta a inteligência. Acalma as comichões e melhora os problemas de pele. Combate a fadiga. No texto clássico *Haritasamhita*, afirma-se que "*o óleo de sésamo pode ser apresentado como um óleo que combate todos os males*".

É preferível utilizá-lo nas estações frias. O melhor é o de cor escura (sésamo preto), à venda nas lojas chinesas ou indianas, e às vezes nas dietéticas. Quando uma mulher consome um pouco de óleo de sésamo antes da menstruação (5 dias antes), não sente nenhuma fraqueza. Esse óleo é recomendado principalmente no inverno. Tomado à noite, misturado em um copo de leite (1 colher de sopa), é tônico e laxante.

Azeite de oliva:

— *Sabor e energia*: quente.

---

4. Veja a obra de Alain Saury: *Os óleos vegetais comestíveis*. (Éditions Dangles, esgotado).

— *Regulariza* os humores *vento* e *bílis*.

— *Ação, indicações*: ótimo contra problemas intestinais e constipação, pois é levemente laxante. Atua favoravelmente sobre a vesícula biliar; combate corizas.

No caso de gripe, tomar 1 copo de leite quente com 4 colheres de café de óleo virgem antes de dormir.

Óleo de amendoim:

— *Sabor e energia*: azedo e saboroso.

— *Regulariza* o humor *vento*.

— *Ação, indicações*: tem efeito favorável nos problemas de humor *vento*. No entanto é desaconselhável para as pessoas de constituição *bílis* devido à sua ação irritante e aquecedora; ele pode causar comichões, alergias e impurezas no sangue. Porém, para os trabalhadores "braçais", é um bom óleo.

Óleo de mostarda:

— *Sabor e energia*: picante, amargo, saboroso, quente e pesado.

— *Regulariza* os humores *vento* e *fleuma*.

— *Ação, indicações*: óleo um pouco pesado que convém às pessoas de constituição *vento*. Abre o apetite e clareia as fezes escuras. No inverno surge como segunda opção depois do óleo de sésamo. É dado nos casos de seborréia, afecções parasitárias (vermes), dores de ouvido e comichões. O óleo de mostarda é um desintoxicante interno e externo.

— *Preparo*: pode-se conservar picles no óleo de mostarda. Ótimo para massagem. Não utilizar nas lavagens.

Óleo de rícino:

— *Sabor e energia*: pesado, quente e doce.

— *Regulariza* o humor *vento*.

— *Ação, indicações*: óleo tônico; cura as dores do coração, bexiga, barriga da perna, constipação e distensões, problemas do baço e do sangue e oclusão intestinal.

— *Preparo*: estamos falando do óleo de rícino natural.

Óleo de linhaça:

— *Sabor e energia*: grosso, doce, quente.

— *Regulariza* os humores *vento* e *fleuma*.

— *Ação, indicações*: é benéfico para as pessoas de constituição *vento* e *fleuma* e dá força (tônico) e calor; combate a constipação. As sementes de linhaça têm as mesmas propriedades.

Óleo de girassol:

— *Sabor e energia*: frio.

— *Regulariza* o humor *bílis*.

— *Ação, indicações*: óleo tônico, nutritivo e calmante dos nervos.

Óleo de noz:

— *Sabor e energia*: azedo e saboroso.

— *Regulariza* o humor *vento*.

— *Ação, indicações*: propriedades semelhantes às do óleo de amendoim; muito utilizado em massagens para artrite.

Óleo de caroço de damasco:

— *Sabor e energia*: pesado, oleoso, frio.

— *Regulariza* o humor *vento*.

— *Ação, indicações*: desaconselhado para utilização culinária, principalmente para as pessoas de constituição *bílis* e *fleuma*. Bom para as doenças do humor *vento* relativas às articulações. Ótimo óleo de massagem, principalmente nos cabelos e para reumatismos.

Gordura de tutano do osso:

— *Sabor e energia*: nutritiva, pesada.

— *Regulariza* o humor *vento*.

— *Ação, indicações*: bom tônico geral para o crescimento e aumento do esperma (um dos 7 tecidos vitais).

h) Carnes e peixes

Frango:

— *Sabor e energia*: untuosa, quente.

— *Regulariza* o humor *vento*.

— *Ação, indicações*: carne tônica que fortalece a voz. Afrodisíaca, sudorífica e ótima para as pessoas de constituição *vento*.

Boi:

— *Sabor e energia*: untuosa, quente, doce, pesada, nutritiva.

— *Ação, indicações*: dá corpulência e energia. Favorece um bom sono. É afrodisíaca também.

Cordeiro:

— *Sabor e energia*: pesada, fresca, doce.

— *Ação, indicações*: carne tônica.

Lebre:

— *Sabor e energia*: adstringente, fresca, picante, seca.

— *Regulariza* os humores *vento, bílis* e *fleuma*.

— *Ação, indicações*: aguça o apetite, tônica; equilibra os três humores. Bom para casos de diarréia, tosse, febres, anemia e hemorróidas.

Pato:

— *Sabor e energia*: pesada, fresca.

— *Regulariza* os humores *vento* e *bílis*.

— *Ação, indicações*: dá força e apetite. No entanto, é desaconselhável para problemas do humor *fleuma* (mucosidades).

Peixe (em geral):

— *Sabor e energia*: pesada, quente, doce.

— *Regulariza* o humor *vento*.

— *Ação, indicações*: dá força e cura problemas do humor *vento*. Afrodisíaco e curativo. Cada tipo de peixe corresponde a esse esquema global.

Caranguejo:

— *Sabor e energia*: forte.

— *Ação, indicações*: anemia, tuberculose, edemas, diarréia, mulheres de idade. Desaconselhado no caso de doenças de pele.

i) Alimentos diversos:

Mel:

— *Sabor e energia*: adstringente, doce, leve, fresco.

— *Regulariza* os humores *vento*, *bílis* e *fleuma*.

— *Ação, indicações*: é um dos elixires da Ayur-Veda; equilibra os três humores, ajuda o crescimento, é tônico e dá força. É indicado para casos de tuberculose, coriza, convalescência, ferimentos, soluços, tonturas, diarréia (mesmo sangrando), problemas cardíacos, dores laterais, envenenamentos, problemas nos olhos, embrutecimento. Indicado especialmente para as pessoas de constituição *fleuma*. Além disso, o mel aumenta o poder das plantas e dos remédios (ação sinoenergética)[5].
Faz com que as crianças durmam bem.

— *Preparo*: para as crianças, pode-se usar o mel nos doces e bolos para substituir o açúcar. O mel fresco (colhido durante o ano) é laxante. O mel velho (mais de 6 meses) é constipante. Deve-se evitar aquecê-lo e consumi-lo moderadamente (1 a 2 colheres de sopa por dia para um adulto).

Açúcar cândi:

— *Sabor e energia*: fresco, untuoso.

— *Regulariza* os humores *vento* e *bílis*.

— *Ação, indicações*: tônico, bom para a vista. Em doses excessivas pode causar problemas de humor *fleuma*.

Melaço:

— *Sabor e energia*: forte, pesado.

— *Regulariza* os humores *vento* e *bílis*.

---

5. Veja a obra de Jean-Luc Darrigol: *O mel para a sua saúde* (Éditions Dangles).

— *Ação, indicações*: purifica a urina, estimula a inteligência. Por outro lado, aumenta as mucosidades (*fleuma*) e os parasitas. Bom para hemorróidas, tumores, anemia e tosse. Ele pode adoçar um chá medicinal.

Xarope de cana-de-açúcar:
— *Sabor e energia*: pesado, viscoso.
— *Regulariza* os humores *vento* e *fleuma*.
— *Ação, indicações*: bom para diarréia e tosse. Elimina a fadiga e cura os problemas sanguíneos.
— *Preparo*: 1 a 2 colheres de sopa, no máximo, por dia.

Açúcar branco:
— *Sabor e energia*: doce.
— *Regulariza* o humor *bílis*.
— *Ação, indicações*: tonifica o esperma e dá força. Aconselhável nos casos de tonturas. Seu consumo excessivo é perigoso.
— *Preparo*: o açúcar mascavo verdadeiro não refinado é de longe preferível. Todo excesso de sabor açucarado pode criar um desequilíbrio profundo do corpo (ver parágrafo 5).

Ovos (de pata ou galinha):
— *Sabor e energia*: doce.
— *Ação, indicações*: dão força imediatamente e são bons para oligospermia, tosse, problemas cardíacos e lesões pulmonares.
— *Preparo*: crus ou cozidos.

j) Bebidas

Água de fonte (em geral):
— *Sabor e energia*: quente, leve.
— *Regulariza* o humor *vento*.
— *Ação, indicações*: é bom para as febres. Por outro lado, é desaconselhável para as afecções cutâneas e grandes fadigas. Essas propriedades se aplicam principalmente à água pega

na fonte. As propriedades da água engarrafada são enfraquecidas.

Água de poço:

— *Sabor e energia*: salgada, pesada.

— *Ação, indicações*: desaconselhada em geral, pois aumenta a *fleuma*: soluços, perda de apetite, problemas cutâneos. Além disso, a água de um poço pode ser facilmente contaminada.

Água de chuva:

— *Sabor e energia*: leve, fresca, saborosa.

— *Regulariza* os humores *vento, bílis* e *fleuma.*

— *Ação, indicações*: equilibra os três humores. É boa para saúde, principalmente se for colhida num segundo dia de chuva. É a melhor das águas.

— *Preparo*: pode ser colhida em recipientes a partir dos telhados ou de uma goteira limpa. Não há dúvidas quanto à água poluída que cai nas grandes cidades.

Água (não fervida):

— *Ação, indicações*: combate a influência do álcool, náuseas, vertigens, sede, hemorragia e envenenamentos. Ela é desaconselhável no caso de preguiça intestinal (constipação), tosse, coriza e dores de garganta.

— *Preparo*: evitar sempre a água gelada. Utilizar a água de torneira, da fonte ou, melhor ainda, a água de chuva.

Água fervida (depois amornada):

— *Sabor e energia*: leve.

— *Regulariza* os humores *vento, bílis* e *fleuma.*

— *Ação, indicações*: ativa a digestão, purga a bexiga; recomendada nos casos de problemas urinários, flatulências, febres agudas e tosse. Nos casos de catarro ou epidemia, beber muita água fervida-amornada, principalmente no início da doença. A água fervida é desaconselhada nos casos de alcoolismo, vômitos da bílis e hematúria. *Toda água, bebida em excesso, forçadamente, provoca uma grande fadiga.*

— A água deve ser *bebida muito lentamente.*

— A água deve ser consumida no próprio dia.

— A água bebida no início das refeições enfraquece o fogo digestivo (*agni*) e faz emagrecer.

— A água bebida no meio das refeições equilibra os sete tecidos e facilita a digestão.

— A água bebida no fim das refeições engorda e dilata o estômago.

— *Preparo*: a água fervida reduzida em 1/4 (por evaporação) é boa para os problemas do humor *vento*. A água fervida reduzida em 2/4 é boa para os problemas do humor *bílis*. A água fervida reduzida em 3/4 (só resta um quarto) é muito leve; é boa para problemas do humor *fleuma*.

Álcool (vinho, cerveja, etc.):

— *Sabor e energia*: picante, doce, amargo, quente, azedo.

— *Regulariza* os humores *vento* e *fleuma*.

— *Ação, indicações*: as bebidas alcoólicas naturais são digestivas, abrem o apetite e aquecem o organismo.

Consumido com moderação, o álcool é bom para a insônia e para a sonolência diurna, para as pessoas magras. Os textos indianos especificam: "*Se ele for bebido correta e regularmente, atua como um néctar*". No entanto, é desaconselhado para problemas da bílis e do sangue.

— *Preparo*: o álcool muito fresco, como o vinho novo, é considerado veneno pelos ayur-vedistas, pois agrava o estado dos três humores.

*

* *

3. Alimentos e ciclos naturais

Alimentos aconselhados nos dias quentes: pepino, limão, leite, iogurte, leite coalhado, queijo branco, pêssego, damasco, ameixa, bagas selvagens, pêra, legumes verdes, rabanete, rutabaga, abóbora, suco de limão salgado, couve-de-Bruxelas, menta fresca, cominho (o tempero do verão), alho e gengibre (em pequenas quantidades e somente no verão) e azeite de oliva.

Alimentos aconselhados nos dias frios: corcuma, coentro, pimenta-do-reino, cebola, alho, amêndoas, nozes, pistaches, uvas secas, maçãs, tomate, cenoura, espinafre, vagem, pepino cozido, ervilhas, trigo, aveia, tapioca, tâmara, figo, queijo, banana, manga, romã, óleo de sésamo.

Alimentos aconselhados pela manhã e ao meio-dia: cereais, oleaginosos (nozes, etc.), frutos de árvores frutíferas, laticínios.

Alimentos aconselhados à tarde: frutas e sucos no verão, chá leve com amêndoas torradas no inverno e com pepinos crus no verão.

Alimentos aconselhados à noite: legumes cozidos e principalmente sopas; evitar iogurtes ao anoitecer.

Alimentos ou combinações que devem ser evitadas: frango cozido com iogurte, iogurte batido, conservas de carne, peixe com leite, peixe com ovos.

4. Conselhos para uma boa digestão

— Comer muito frio ou muito quente é prejudicial.
— É desaconselhável fazer exercícios ou ler após as refeições.
— Deitar de costas, depois de lado, após as refeições.
— As eructações sonoras (arrotos) são desaconselháveis.
— No final da refeição "dar cem passos" lentamente.
— Não consumir iogurte à noite.
— Em caso de muita fadiga, não se precipitar sobre os alimentos.
— Não comer demais, pois isso diminui o "fogo digestivo" e a assimilação.

— Para aqueles que sofrem de indigestão e inchaço do estômago, é recomendável um pouco de água fervida no final da refeição. Os que sofrem de falta de apetite podem tomar um bom vinho no final.

5. Os cinco sabores (rajas)

a) Doce

Bom para os problemas dos humores *bílis* e *vento*. Elimina a fadiga e a secura; dá energia; aumenta os 7 *dathus* e a longevidade; acalma os 6 órgãos dos sentidos; aumenta a força e a constituição; alivia os humores *vento*, *bílis* e *fleuma* dos efeitos dos venenos; mata a sede e as sensações de queimadura; dá uma pele sã e força à voz e aos cabelos; alivia a consunção e aumenta o peso (magreza); untuoso, fresco e pesado.

Em doses excessivas: aumenta o humor *fleuma*, o que provoca obesidade, tendência a dormir demais, perda de apetite, tosse, constipação, vômitos, perda da voz, faringite, conjuntivite e queda de cabelo.

Exemplos de sabores doces: *ghee*, mel, óleos, leite, gorduras animais, açúcar de cana, uva e frutas doces, arroz, trigo, frango, açafrão, melaço, cenoura e manteiga.

b) Amargo

Bom para problemas dos humores *bílis* e *fleuma* e doenças da pele; recupera todos os gostos; seca as secreções e excreções; mata a sede; combate vermes; aumenta a digestão e a força do intelecto; aumenta a assimilação e o apetite; cura o torpor intestinal; reduz ulcerações e vertigens; mata germes, suprime a coagulação do sangue; engorda; bom para oradores; leve, quente e untuoso.

Em doses excessivas: causa debilidade e inconsciência, asma, magreza, estado de choque, queimaduras na garganta e problemas nervosos.

Exemplos de sabores amargos: genciana, acônito (peixe), almíscar, ferro, corcuma, dente-de-leão, ruibarbo, feno grego.

c) Picante

Bom para os problemas do humor *fleuma*: combate a obesidade, a preguiça, infecções bucais; diminui a untuosidade e a umidade; seca o sistema digestivo e ajuda a digestão; abre os canais.

Em doses excessivas: aumenta a sede, o calor, a debilidade; seca as emissões seminais; desencadeia a magreza dos membros e das costas; aumenta as dores agudas e os problemas do humor *bílis*.

Exemplos de sabores picantes: pimentão, *Asa foetida*, mostarda, alho, cebola, gengibre, tanchagem, pimenta-do-reino e rabanete.

d) Agroácido

Bom para o humor *vento*; estimula o apetite, nutre e energiza o corpo; ilumina o espírito; fortifica os órgãos dos sentidos; dá forças; alivia o humor *vento*; nutre o coração; provoca saliva; refrescante, leve, quente e untuoso.

Em doses excessivas: dá sede, provoca artrose dentária; favorece a irritação interna, agrava o humor *bílis* e o sangue (*dathu*), provoca consunção e fraqueza; desencadeia edemas nos magros; provoca gangrena das feridas, sensações de queimadura da garganta e dos pulmões, problemas cutâneos e edemas.

Exemplos de sabores agroácidos: romã, groselha (cássis, airela, amoras, morangos silvestres), iogurtes, vinhos, sêmola e *prata*, leite coalhado, limão, uva e queijo.

e) **Adstringente**

Acalma os problemas dos humores *fleuma* e *bílis*; seca a umidade interna; antídoto do humor *fleuma*; cura as úlceras; fortalece a constituição; bom para combater a tosse e a diarréia.

Em doses excessivas: constipação, magreza, sede, diminuição do esperma; destruição dos canais, principalmente os intestinais; favorece tumores, paralisias e os problemas do humor *vento*.

Exemplos de sabores adstringentes: coral, pérolas, sândalo, mirra, romã, banana verde, salmão.

f) **Salgado**

Bom para o humor *vento*: ajuda a digestão, clareador e antiespasmódico; laxante e desobstruidor; alivia o humor *vento*, a tensão, o acúmulo e a obstrução; anula os efeitos dos outros sabores; pesado, untuoso.

Em doses excessivas: provoca a queda de cabelo prematuramente, pele seca; aumenta a sede, a fadiga e a coloração pálida; cansa o *oja*; aumenta o humor *bílis*; provoca magreza, problemas cutâneos, rugas, arrotos ácidos, gota; aumenta os problemas dos humores *bílis* e *fleuma*.

Exemplos de sabores salgados: sal marinho, sal-gema, molho de soja, salmouras.

TABELA DOS 5 SABORES
Doce: Terra + Água **Amargo**: Ar + Éter **Picante**: Fogo + Ar **Agroácido**: Terra + Fogo **Adstringente**: Ar + Terra

6. A alimentação balanceada

A proporção exata dos sabores e dos alimentos são codificadas pelos terapeutas ayur-vedistas:

Alimentação válida para todos: 90% dos alimentos doces (arroz, trigo, cevada, milho, leguminosos, carnes, leites, laticínios, legumes, frutas doces...) 5% de alimentos adstringentes (certos leguminosos e certos legumes), 3% de alimentos agroácidos (frutas ácidas, limão...), 1%, no máximo de sal ou salmoura, 1% de alimentos amargos e 1% de alimentos picantes (gengibre, pimenta-do-reino...).

De acordo com os 3 temperamentos, modificam-se essas proporções da seguinte maneira:

Alimentação nutritiva para a constituição *vento*: 93% de sabor doce, 5% de sabor agroácido, 0,5% de sal, 1% de sabor picante, 0,5% de sabor amargo, 1% de sabor adstringente.

Alimentação seca para a constituição *fleuma*: 80% de sabor doce, 15% de sabor adstringente, 2% de sabor amargo, 1% de sabor picante, 1% de sabor agroácido, 1% de sal.

Alimentação mista para a constituição *bílis*: 90% de sabor doce, 7% de sabor adstringente, 2% de sabor amargo, 0,5% de sal, 0,5% de sabor picante.

Combina-se essa alimentação (no caso de uma alimentação não-vegetariana) da seguinte maneira:

— 3 partes de alimentos secos em grão (cereais, grãos, farinhas...).

— 1 parte de carne, ovos ou peixes, queijo ou iogurte.

— 1 parte de legumes e frutas da estação.

— 1 parte de bebida (água, chá, suco...).

CAPÍTULO V

Curas vegetais e problemas de saúde

1. Propriedades das plantas medicinais

Quando se conhece, pelo diagnóstico ayur-védico, o tipo de doença com que se está lidando, principalmente pelo estudo dos três humores, é possível saber que planta medicinal é a mais adequada. As obras a seguir permitem selecionar essas plantas dentre as mais utilizadas (eliminei as plantas difíceis de se conseguir na França).

Charaka diz: "*Qualquer coisa, qualquer substância natural é um remédio; não existe nada na natureza que não seja remédio neste mundo*". Isso significa que a terapia ayurvédica pode utilizar qualquer planta, qualquer alimento para curar uma doença. Deve-se conhecer os princípios indianos de farmacologia antes de utilizar uma substância medicinal, por mais corriqueira que ela seja.

A lenda de Jivaka ilustra esse princípio fundamental da medicina natural indiana. Jivaka foi um dos terapeutas de Buda; no dia em que ia prestar seu teste de medicina, seus professores lhe pediram para procurar na natureza uma substância que não pudesse ser utilizada para fins medicinais. Ele procurou por vários anos em vários lugares e voltou dizendo: "*Procurei por toda parte e não encontrei nada que não pudesse ser útil à medicina*".

Charaka disse também: "*O conhecimento das propriedades terapêuticas de uma planta não é suficiente para a medicina*". Com isso ele quis dizer que é preciso conhecer tudo de uma planta: suas propriedades, sua energia, seu sabor, sua preparação correta, a dosagem eficaz, a constituição a que convém, etc. Na fitoterapia ocidental, não se leva em consideração nada além das propriedades terapêuticas e a posologia. Isso é insuficiente. **Por que optar pelo tomilho e não pela hortelã em um caso de gripe comum, por exemplo?** A resposta não se encontra nos manuais ocidentais.

Qual é, portanto, o *modus-operandi* das substâncias medicinais? Às vezes uma planta é utilizada apenas por uma de suas propriedades (por exemplo, a sua propriedade fria que alivia a sensação de queimadura), às vezes utilizamos várias propriedades e a ação terapêutica de uma planta. Uma planta ou uma substância medicinal compreende seis formas de atuação:

Dravai: a substância da planta ou de uma de suas partes.

Guna: são as propriedades básicas da planta (quente, fria, pesada, leve, etc.).

Raja: trata-se do sabor da planta (existem 6 sabores). Quando engolimos as plantas, privamo-nos de um de seus modos terapêuticos: o sabor, que age sobre os canais sutis (*nadis*) do corpo através do estímulo das papilas gustativas.

Vipak: trata-se das propriedades da planta após a digestão estomacal. Por exemplo, sabemos que o sabor do limão é ácido. No entanto, em certos casos, após a digestão o limão pode se tornar uma substância alcalina.

Virya: esse modo corresponde aos princípios ativos da planta e à sua ação terapêutica de acordo com a definição da fitoterapia moderna (às vezes chamamos esses princípios de *shakti*).

Prabhav: trata-se da ação sobre o intestino e o estômago. Essa ação é exercida principalmente sobre o "fogo gástrico" (*agni*) e pode dar um efeito adstringente ou laxante sobre o intestino. É o efeito mais notável de uma planta. Em qualquer uma de suas formas, "o efeito empírico".

2. O preparo dos remédios

Existem cinco métodos de preparo dos remédios ayur-védicos à base de plantas, que são chamados de "extrações de plantas".

Swaras: significado sânscrito: "suco extraído de uma planta".

Kalka: significado sânscrito: "massa vegetal".

Kashya: significado sânscrito: "decocção".

Hiema: significado sânscrito: "maceração seguida de decocção".

Phant: significado sânscrito: "infusão" (ferver a água, acrescentar plantas, deixar descansar cinco minutos e filtrar).

3. Um preparado tradicional: o suco de gengibre

É um preparado baseado no procedimento *swaras* (o suco). Existem três maneiras de preparar esse suco medicinal:

— O primeiro método consiste em pegar o gengibre, macerá-lo e filtrá-lo com um pedaço de pano (de algodão) e pressioná-lo de forma a extrair o suco. Para isso é indispensável trabalhar com gengibre fresco, pois esse ainda contém líquido vegetal.

— No caso de só se contar com gengibre seco ou em pó: pegar uma certa quantidade de pó de gengibre (100 gramas, por exemplo) e acrescentar o dobro do peso (200 gramas de água, no caso). Deixar descansar por 24 horas. Depois passa-se o gengibre em um pano, pressionando-o.

— O terceiro procedimento aplica-se quando não se tem tempo de esperar 24 horas e mesmo assim precisa-se preparar o suco. Pegam-se 100 gramas de pó de gengibre e acrescentam-se 800 g de água. Ferve-se essa mistura até restar um quarto do líquido inicial (redução a um quarto do líquido por decocção). Depois passa-se esse líquido por um tecido branco de algodão.

Deve-se pegar cerca de 15 mL de suco de gengibre fresco (25 mL para as constituições fortes). Porém é preciso dobrar a dose quando se trata de suco extraído do pó de gengibre nos dois últimos procedimentos. Pode-se acrescentar mel ou açúcar de cana a essa mistura (cerca de 6 g). O preparado obtido é um dos tônicos mais utilizados na terapia ayur-védica e pelos terapeutas muçulmanos da Índia também (terapia *unani*). Ele possui várias propriedades:

— **Harmoniza as vias respiratórias**: inflamação da faringe (faringite), da laringe (laringite), traqueíte, bronquite e bronquite com mucos.

— **Alivia os gases.**

— **Abre o apetite.**

— **Favorece a expectoração dos mucos.**

Qualquer pessoa, de qualquer constituição, de qualquer idade, pode consumir esse preparado nos casos mencionados acima. Ele não produz nenhum efeito colateral nefasto.

Na maior universidade de medicina *unani* da Índia, descobriu-se que o suco medicinal de gengibre era o melhor remédio para a tosse seca. Deve-se tomá-lo vários dias em seguida.

Uma das maiores fórmulas ayur-védicas em forma de pó contém, em partes iguais: casca de canela, seiva de bambu, açúcar de cana e pimenta longa (*Piper longum*). Esse preparado em pó pode ser tomado com suco de gengibre para tonificar o corpo em geral. Pode-se tomar o suco de gengibre com bebidas quentes também: por exemplo, acrescenta-se uma colher de sopa no chá, nos casos de coriza ou inflamação nasal. É indispensável consumir esse suco de gengibre durante pelo menos uma semana.

A ação do gengibre na medicina natural ayur-védica consiste na tonificação do ''fogo digestivo'' (*agni*). Dessa maneira, os alimentos são melhor digeridos e metabolizados. As toxinas (os mucos no caso de bronquite, por exemplo) diminuem e são evacuadas pelas excreções. Isso, conseqüentemente, aumenta o apetite também.

Eis alguns outros remédios tônicos atuais da Ayur-Veda.

4. As curas vegetais

OBS.: quando as doses não forem especificadas, utilize o equivalente a meia colher de café de plantas em pó uma ou duas vezes por dia.

Aloés (em suco): alivia a constipação e as menstruações pouco abundantes e doloridas.

Alfafa (infusão de folhas): regulariza os 3 humores . Tônico, abre o apetite e aumenta a digestão, clareia a urina; desconstipante; combate a acidez.

Asa foetida (2 g de pó, 2 vezes por dia): regulariza o humor *vento*. Elimina a indigestão; vomicida; abre o apetite e elimina gases; estimula o útero, combate a histeria e as cólicas.

Alcaçuz: sabor doce, energia fria. Regulariza os humores *fleuma* e *bílis*. Bronquite, catarro, constipação; elimina as toxinas, aumenta a voz; diminui os sintomas de calor no corpo; aumenta o leite materno; rejuvenescedor; bom para os olhos, para clarear a urina; combate as hemorragias.

Açafrão: energia fresca. Tônico, digestivo, abre o apetite; afrodisíaco; clareia a menstruação.

Alho: sabores doce, salgado e amargo; adstringente e picante; energia quente. Regulariza os humores *vento* e *fleuma*, tônico; rejuvenescedor; alivia a constipação; digestivo; elimina gases; abre o apetite; combate a hipertensão, a ciática, as dores reumáticas e lombares e a tuberculose; afrodisíaco.

Durante o tratamento com alho, evitar alimentos muito fortes, o sol e o excesso de exercícios.

Canela (em pó): sabores quente e picante. Regulariza os humores *bílis* e *fleuma*. Abre o apetite; alivia mucos; combate sinusites crônicas e catarro.

Cardamomo (tomar pela manhã com um pouco de manteiga apurada e melaço com leite durante 1 ou 2 meses): sabores amargo e frio. Regulariza os humores *vento* e *fleuma*. Purifica a boca; bom para as náuseas, vômitos e cólicas abdominais; levemente tônico e afrodisíaco; nutre o cérebro; rejuvenescedor.

Coentro (reduzir a pó e fazer decocção): sabor frio. Regulariza os humores *vento* e *bílis*. Calmante diurético, carminativo; abre o apetite e estanca a sede doentia.

Cravo-de-cabecinha (em decocção): sabor amargo e picante. Regulariza os humores *vento* e *fleuma*: tônico e aperitivo; combate a tosse, catarros crônicos, distensões abdominais, soluços e arrotos; afrodisíaco; elimina os gases e os vermes; contra náuseas.

Cominho: regulariza o humor *fleuma*. Antiespasmódico; bom para o estômago; abre o apetite.

Curcuma (cozinhar no leite) sabor picante e amargo; adstringente de energia quente. Regulariza o humor *fleuma*. Dissolve as impurezas do sangue e elimina o muco; melhora a coloração da pele; purifica o leite materno; contra eczema, sinusites crônicas, tosse, anemia, anorexia, problemas urinários; fortifica os órgãos genitais femininos.

Feno grego (deixar de molho durante a noite e mascar 1 colher de sopa em jejum): sabor adstringente. Regulariza os humores *vento* e *fleuma*. Tônico, diurético, afrodisíaco; elimina os gases; combate a diabete, as regras doloridas com dores lombares.

Funcho (torrar e comer no final da refeição): sabores doce, picante e amargo. Aperitivo; contra as náuseas e as cólicas; diurético; clareia a urina. Para aliviar a bílis: funcho em pó + alcaçuz em pó + manteiga apurada + açúcar mascavo.

Gengibre (em jejum, 1/4 de colher de café com um pouco de sal na água fervida amornada): regulariza os humores *fleuma* e *vento*. Combate catarros, tosse, indigestão, falta de apetite; estimula a assimilação e elimina gases; contra leucorréias e dores lombares nas mulheres, colites.

Hortelã (em infusão): regulariza os 3 humores. Elimina gases, o frio e o catarro, náuseas e indigestões; contra dores, insônia nervosa, fadiga e dores de cabeça.

Manjericão (tomar com gengibre e mel pela manhã): sabores amargo e picante; energia quente. Regulariza os humores *vento* e *fleuma*. Faz transpirar; combate catarros e febres; afrodisíaco.

Lótus (flores e raízes): sabor fresco. Regulariza o humor *bílis*. Fortalece o coração. Acalma e estanca a sede; atenua as sensações de calor; diurético; reduz a aceleração do pulso; combate a acidez estomacal e hemorróidas (alcaçuz + lótus).

Em decocção de raízes ou infusão de flores. Para fazer xarope, umedecer 100 g de flores em 4 volumes de água (400 g); reduzir a 150 g e adicionar 200 g de melaço (tomar uma colher de sopa pela manhã e outra à noite).

Noz-moscada (tirar a casca e reduzir a noz a pó): sabor quente e picante. Regulariza o humor *fleuma*. Digestivo, aromático, afrodisíaco; elimina a diarréia, a disenteria e as cólicas; bom para a garganta; ajuda na boa formação das fezes.

Pimenta (reduzir a pó fino e tomar 3 g): sabor picante. Regulariza os humores *vento* e *fleuma*. Aumenta o apetite; contra a tosse, catarro, asma e má-digestão; combate febres crônicas.

Pimenta-do-reino (6 a 10 gramas pela manhã em jejum com um pouco de mel): sabor picante. Regulariza os 3 humores. Tônico geral; contra a tosse, golpes de ar, letargia; abre o apetite; combate a urticária, alergias cutâneas e o emagrecimento. Pode-se aplicar sobre a pele também (pimenta moída).

Rosa (folhas): energia fresca. Regulariza os 3 humores. Elimina as impurezas do sangue; acalma os nervos; dá uma boa coloração; combate a hipertensão e a constipação com hemorróidas.

Pegar folhas frescas (1/2 pote de doce); acrescentar melaço e deixar exposto à luz solar por um mês (tomar uma colher de café 2 vezes por dia).

Salsa (em infusão): contra problemas do fígado, icterícia, tosse, catarro e asma. Combate problemas genitais; antiespasmódico.

Salsaparrilha: purifica o sangue e clareia a urina; combate a constipação; contra doenças venéreas; dores articulatórias, eczema; purifica a urina e o suor.

Sassafrás (em infusão): energia fresca. Regulariza os humores *vento* e *bílis*. Alivia as dores, reumatismos, artrite e a gota; clareia a urina; reduz a febre.

Sene (extrato líquido): combate a constipação; clareia a urina e as fezes; às vezes purgante e laxante; vermífugo; purifica o sangue; contra hemorróidas.

5. Receitas tônicas

a) Tônico de amêndoas

— *Ação*: preparado rejuvenescedor, revitalizante. Aumenta a qualidade e a quantidade do esperma. Abre o apetite e elimina a fadiga. Antes de tomar esse preparado é aconselhável tomar um laxante por alguns dias.

— *Preparo*: pegar 2 amêndoas (deixadas de molho na água na noite anterior) + 2 pistaches + 2 tâmaras + 1 figo e acrescentar um pouco de mel. Colocar tudo no liquidificador. Comer em jejum todas as manhãs por 4 semanas.

b) Tônico de óleo de amêndoa doce

— *Ação*: tônico cerebral, da memória e do sistema nervoso.

— *Preparo*: pó de açafrão, de noz-moscada, de cravo-de-cabecinha e de canela + óleo de amêndoa doce. Tomar 5 gotas em um pouco de leite durante 90 dias.

c) Limão verde e mel

— *Ação*: equilibra as secreções hormonais dos dois sexos; bom para emagrecer.

— *Preparo*: suco de limão verde + 1 colher de sopa de mel + um pouco de água fervida amornada (mexer de 50 a 100 vezes para misturar os ingredientes). Pode-se utilizar esse preparado o ano todo.

d) Pimenta-do-reino[1] e mel

— *Ação*: a pimenta preta purifica o sangue e elimina gases. Tonifica a digestão e combate alergias de todo tipo.

— *Preparo*: moer 7 grãos de pimenta e misturar uma colher de café de mel. Esse preparado deve ser consumido pela manhã em jejum. Não comer nada durante 15 minutos.

6. As propriedades características

A Ayur-Veda implica toda uma ciência médica sutil com certas características, ou qualidades. Essas características também são chamadas *gunas*. Charak, o grande médico ayurvedista, descobriu que qualquer substância orgânica e inorgânica, bem como os pensamentos e as ações, apresentam características bem definidas. Elas contêm energia potencial, enquanto que as ações encerram energia cinética. Características e ações estão intimamente relacionadas, uma vez que a energia potencial das características acaba em ação ou energia. Segundo a Ayur-Veda, existem 20 características básicas. O quadro a seguir as apresenta junto com suas ações.

Depois de uma análise minuciosa do universo e do homem, Charak descobriu essas 20 características básicas que compreendem 10 pares antagônicos (lento *x* rápido), apagado *x* vivo, úmido *x* seco). Essas forças opostas atuam juntas.

1. Para uma explicação completa sobre a ação da pimenta preta, veja o livro *Ginseng e plantas tônicas* (Édition Dangles).

AS VINTE CARACTERÍSTICAS (gunas) E SUAS AÇÕES

1. Pesado (*guru*): aumenta o *kapha*, diminui *vata* e *pitta*; aumenta o volume alimentar; cria morosidade, letargia.

2. Leve (*laghu*): aumenta *vata*, *pitta* e *agni*, diminui o *kapha*; ajuda a digestão, reduz o peso, purifica; dá uma sensação de frescor, vivacidade.

3. Lento (*manda*): aumenta o *kapha*, diminui *vata* e *pitta*; aumenta a apatia; lentidão das ações, relaxamento, morosidade.

4. Agudo (*tikshana*): aumenta *vata* e *pitta*, diminui o *kapha*; dá úlceras, perfurações; tem um efeito imediato sobre o corpo; favorece a vivacidade e a compreensão rápida.

5. Frio (*shita*): aumenta *vata* e *kapha*, diminui *pitta*; dá frio, torpor, inconsciência, contração, medo, insensibilidade.

6. Quente (*ushna*): aumenta *pitta* e *agni*, diminui *vata* e *kapha*; favorece o calor, a digestão, depuração, expansão, inflamação, cólera e ódio.

7. Gorduroso (*snigdha*): aumenta *pitta* e *kapha*; diminui *vata* e *kapha*; cria doçura, umidade, lubrificação, vigor, favorece a compaixão, o amor.

8. Seco (*ruksha*): aumenta *vata* e *agni*, diminui *pitta* e *kapha*; aumenta a secura, a absorção, a constipação e o nervosismo.

9. Viscoso (*slakshna*): aumenta *pitta* e *kapha*, diminui *vata* e *agni*; diminui a rudeza; aumenta a doçura, o amor e o altruísmo.

10. Enrugado (*khara*): aumenta *vata* e *agni*, diminui *pitta* e *kapha*: causa fendas na pele e fratura dos ossos; cria negligência e rigidez.

11. Denso (*sandra*): aumenta *kapha*, diminui *vata*, *pitta* e *agni*; favorece a solidez, a densidade e a força.

12. Líquido (*drava*): aumenta *pitta* e *kapha*, diminui *vata* e *agni*; dissolve, liquidifica; favorece a salivação, a compaixão e a coesão.

13. Doce (*mrudu*): aumenta *pitta* e *kapha*, diminui *pitta* e *agni*; dá doçura, delicadeza, relaxamento, ternura, amor e altruísmo.

14. **Duro** (*kathina*): aumenta *vata* e *kapha*, diminui *pitta* e *agni*; aumenta a dureza, a força, a rigidez, o egoísmo e a insensibilidade.

15. **Estático** (*sthira*): aumenta *kapha*, diminui *vata*, *pitta* e *agni*; favorece a estabilidade, a obstrução, o suporte, a constipação e a confiança.

16. **Móvel** (*chala*); aumenta *vata*, *pitta* e *agni*, diminui *kapha*; favorece a mobilidade, a fraqueza, a agitação e a falta de confiança.

17. **Sutil** (*sukshma*): aumenta *vata*, *pitta* e *agni*, diminui *kapha*; perfura, penetra os capilares sutis; aumenta as emoções e os sentimentos.

18. **Aumentado** (*sthula*): aumenta *kapha*, diminui *vata*, *pitta* e *agni*; causa a obstrução e a obesidade.

19. **Turvo** (*avila*): aumenta *kapha*, diminui *vata*, *pitta* e *agni*; cura fraturas; causa falta de clareza e percepção.

20. **Claro** (*vishada*): aumenta *vata*, *pitta* e *agni*, diminui *kapha*; acalma; cria isolamento e diversão.

O universo no seu todo é a manifestação dessas duas forças básicas opostas, energias masculinas e femininas. Desse modo, é possível entender o universo em termos de interação de forças opostas que se manifestam em forma de características básicas.

Vata, pitta e *kapha* têm cada um suas próprias características e as substâncias que tenham marcas semelhantes tenderão a agravar o estado de humor corporal a elas associadas, segundo a lei do aumento (o que é semelhante aumenta aquilo que se assemelha a ele). Por exemplo, a estação do verão apresenta aspectos semelhantes aos do *pitta* (quente, seco, leve, móvel e penetrante). Conseqüentemente, durante o verão o *pitta* se agravará naturalmente no corpo. O *vata* é leve, sutil, seco, móvel, áspero e frio. É, portanto, no outono, que também apresenta esses aspectos, que o *vata* tenderá a se agravar no corpo. Por fim, *kapha* é líquido, pesado, frio, pegajoso e turvo, portanto, no inverno, onde predominam essas características, o *kapha* interno tenderá a se agravar.

No corpo, se essas características que se opõem às naturalmente encontradas em excesso forem continuamente introduzidas no sistema nervoso, terminarão por predominar. Por exemplo, um indivíduo de constituição *vata* tem, naturalmente, excesso de características leve no corpo. No entanto, se essa pessoa ingerir continuamente alimentos pesados, com o efeito *kapha*, que inibe as características leve do corpo, depois de um certo tempo sua constituição física mudará de *vata* (leve) para *kapha* (pesada). Portanto, os aspectos do corpo podem se modificar, apesar das tendências naturais inerentes à sua constituição.

Para entender melhor e apreciar o conceito ayur-védico das características, seria melhor refletir com calma sobre elas. O estudo das características é uma experiência muito sutil, que exige lucidez constante. Quando comemos algo picante e temperado, pimentão, por exemplo, como reagem os nossos sentidos? Devido à ação aguda e penetrante desse alimento, nosso corpo experimenta sensações imediatas (suor, calor e uma sensação de queimadura na boca). Da mesma forma, a urina e as fezes podem dar sensação de queimadura no dia seguinte.

Os conceitos que orientam a farmacologia, a terapêutica e a preparação dos alimentos na Ayur-Veda baseiam-se na ação que essas características exercem umas sobre as outras e nas reações apresentadas por elas. É através da compreensão dessas características que nos será possível manter o equilíbrio dos *tridosha*.

CAPÍTULO VI

Regeneração pelas cinco eliminações

1. Panchakarma: as 5 eliminações

A terapia pelas **5 eliminações** é uma parte essencial da Ayur-Veda. Várias doenças são consideradas como resultantes de um acúmulo de toxinas de várias origens: as **5 eliminações** são, portanto, um tratamento de escolha para suprimir essas obstruções. Pesquisas importantes foram feitas no sul da Índia e elas tendem a mostrar que as **5 modificações** são um sistema natural profilático e terapêutico e que às vezes esse antigo sistema é a única alternativa para a cura de certos problemas de saúde.

Tradicionalmente, as **5 eliminações** foram descritas por Charaka; elas abrangem a lavagem anal ou clister, a purgação, o vômito provocado, a lavagem anal com óleos e o tratamento nasal.

Outros autores, como Sharangadhara, por exemplo, descrevem a sangria como um dos cinco tratamentos. Todos estão de acordo quanto à lavagem a óleo (administração interna e externa de óleo) e a sudação como meios preparatórios para as **5 eliminações**. A explicação mais simples da ação das eliminações é, sem dúvida, a de Sushruta, que elaborou uma teoria em 3 níveis:

— *Os métodos preparatórios*: dieta, lavagem a óleo e sudorificação.

— *Os métodos principais*: vômitos, purgação, clister, tratamento nasal e sangria.

— *Os métodos de revitalização*: repouso e alimentação equilibrada.

Os terapeutas ayur-vedistas sugerem essas medidas de eliminação aos indivíduos sãos no setor de sua higiene diária ou sazonal, àqueles que seguem o tratamento de rejuvenescimento (*rasayana*) e àqueles com algum problema de saúde. Eis a seguir as principais indicações dos métodos de eliminação segundo os principais textos clássicos da Ayur-Veda.

2. Lavagem a óleo (administração interna e externa de óleo)

a) Ações terapêuticas

Elimina o excesso patológico dos três humores, principalmente o de humor *vento*: elimina as toxinas (*malas*) que obstruem os canais naturais; melhora o poder digestivo; garante o bom desenvolvimento dos 7 tecidos (*dathus*); reforça o poder imunológico do organismo; melhora o funcionamento dos cinco sentidos; assegura longevidade; fortalece o sêmen; bom para a vista, a fadiga, a memória, a digestão, os órgãos genitais femininos, os parasitas, os intestinos e seios infectados.

Contra-indicações: obesidade, estado de muita fraqueza, indigestão, diarréia, vômitos..., tempo muito quente ou muito frio.

b) Tratamento de lavagem a óleo interna

Utilizam-se gorduras de primeira qualidade: óleo comestível (principalmente o óleo de sésamo), manteiga, manteiga apurada, tutano, etc. A lavagem a óleo é executada antes da sudação ou qualquer tratamento de eliminação. Esse processo acalma e lubrifica os canais naturais do corpo e os nervos; ele é complementado pela massagem que estimula a circulação do sangue e da linfa, além de dar vitalidade aos tecidos.

O tratamento dura de três a sete dias; utiliza-se tanto o óleo de sésamo (constipação, fadiga geral) como a manteiga apurada (problemas da *bílis*), o tutano (artrose, dor de cabeça) ou uma mistura dos três.

O óleo (ou manteiga apurada) é consumido à noite, em média uma ou duas colheres de sopa por adulto.

As reações positivas são as seguintes: evacuação das flatulên cias, melhora da digestão, regularização da qualidade e da quantidade das fezes. A sensação de indigestão e peso, vertigens, náuseas e desprezo pela comida indicam que o tratamento está sendo prolongado demais. Fezes duras e secas indicam, ao contrário, que a quantidade de óleo é insuficiente.

Durante o tratamento é preciso evitar a sesta e as relações sexuais. Recomenda-se principalmente os seguintes alimentos: arroz, iogurte, gergelim, leite e queijos doces e açúcar mascavo.

3. Sudação

O efeito da transpiração (diaforético) é obtido através do banho a vapor, do banho quente, da sauna ou do banho de sol. Esse método de eliminação deve anteceder a administração de um purgante ou clister, mas pode ser considerada como uma terapia totalmente à parte.

a) Ações terapêuticas

Ação terapêutica sobre os problemas dos humores *vento* e *fleuma*; melhora a digestão; os músculos relaxam; a pele se limpa; o apetite aumenta; os canais naturais sofrem limpeza; o corpo se sente mais leve.

Os seguintes problemas melhoram: asma, coriza, gripe, soluços, rouquidão, torcicolo, lumbago, dor de ouvido, inchaços, sensações de paralisia, paralisia facial, insuficiência urinária, enrijecimento das costas, ciática, nevralgias, cólicas, magreza e constipação.

Contra-indicações: obesidade, diarréia tropical, diabete, prolapso retal, sede, cor amarelada, gota, alcoolismo, cólera ou ansiedade intensa, constituição *bílis* e fraqueza.

b) Tratamento de sudação (*swedan*)

Utilizamos os meios diaforéticos de acordo com a constituição ou os problemas existentes:

— Para os problemas da constituição *fleuma* é conveniente o calor seco (sauna).

— Para os problemas de constituição *bílis* aconselha-se apenas os envolvimentos ou as compressas quentes.

— Para os problemas da constituição *vento* utiliza-se um calor progressivo (banho quente, banho a vapor).

Pode-se atingir, com o costume, 30 minutos de tratamento. Nos dias frios utiliza-se calor maior do que nos dias quentes. Se o método escolhido for o banho quente, acrescenta-se 1/2 litro de leite, 1 colher de sopa de sésamo para o temperamento *vento*, e para o tipo *fleuma* acrescentam-se 100 g de argila vermelha.

É desaconselhável a prática de exercícios violentos antes ou depois do banho quente. É preferível alongar-se e repousar logo após o banho.

Para ilustrar mais precisamente a prática da sudação obtida através do banho quente, vou descrever o procedimento dos **banhos medicinais tibetanos** como ensinado pelo lama Trogawa Rimpoche.

— O tratamento pode durar três semanas e deve-se tomar dois banhos por dia. Porém, para os iniciantes nessa prática, é aconselhável começar com uma semana de tratamento.

— No primeiro e segundo dias, tomar um banho de meia hora pela manhã, em jejum, e outro à tarde (antes da refeição noturna).

— A partir do terceiro dia devemos nos banhar uma hora duas vezes por dia.

— O banho quente deve ser preparado da seguinte maneira: fazer uma decocção de 1 kg de tomilho em 5 litros de água, adicionar uma colher de sopa de bicarbonato de sódio. Filtrar e depois verter o líquido obtido no banho quente, acrescentando um copo de vinho tinto.

— A temperatura do banho varia de acordo com o indivíduo: é preciso que ela seja sufocante para fazer transpirar a partir da terceira ou quarta sessão. Deve-se acrescentar regularmente água quente ou um pequeno copo de vinho de boa qualidade. A transpiração continua por mais algum tempo.

— Seca-se a transpiração e vestimo-nos.

— Se o apetite melhora e nos sentimos bem, é sinal de que o tratamento está surtindo efeito.

— Por outro lado, os sintomas a seguir indicam que o tratamento não é conveniente: sede intensa, sensação de peso ou baforadas de calor fora do período do banho.

4. Clister (lavagem intestinal)

O clister é uma das terapias mais eficazes por eliminar as toxinas do corpo, em particular as causadas pelo humor *vento*.

a) Ações terapêuticas

Todos os problemas do humor *vento*: para o rejuvenescimento de todos, jovens ou velhos (longevidade, reforço das defesas imunológicas); para a esterilidade e problemas sexuais; para eliminar as toxinas do corpo; contra a constipação crônica, flatulências, corizas, dores artríticas, febres crônicas, cálculos urinários, problemas nervosos e emagrecimento.

Contra-indicações: apendicite, peritonite, infecções intestinais agudas, fístula anal, diabete e diarréia.

b) Tratamento pelas lavagens (*vasti*)

— Misturar em 1 litro de água fervida amornada 1 colher de sopa de sal, 1 colher de sopa de mel e 1 colher de sopa de óleo de sésamo (pode-se acrescentar uma decocção de grãos de cevada também).

— Colocar essa mistura em um recipiente para lavagem munido de uma cânula anal e de um tubo (à venda nas farmácias). O recipiente deve ser colocado cerca de 50 cm acima da pessoa.

— Alongar-se no chão, de lado, e introduzir a cânula suavemente no ânus (passando óleo neste, se necessário). Abrir a torneira e deixar o líquido morno entrar no intestino até a tolerância de uma certa quantidade de líquido (começar com 250 cL nos primeiros dias).

— Reter o líquido por alguns minutos de acordo com a tolerância, massageando suavemente o baixo ventre.

— Depois, evacuar e descansar um pouco no calor. Evitar tomar frio na barriga.

— Continuar toda noite (uma lavagem por dia) durante uma semana, para os temperamentos *vento* e *bílis*, e três dias, para os temperamentos *fleuma*.

— Antes de começar esse tratamento é preferível adotar o banho de óleo ou a sudação (ver acima), de forma a drenar bem as toxinas fora do corpo.

— Para os temperamentos *vento* é possível utilizar uma lavagem única de óleo de sésamo ou de azeite de oliva.

— Durante o tratamento é aconselhável reduzir sensivelmente a quantidade de alimento ingerida e dar preferência ao arroz branco e à manteiga apurada.

— Quanto mais elevada for a concentração no óleo ou na manteiga apurada no clister, mais tônico será seu efeito.

5. Tratamento nasal (*nasya*)

O tratamento nasal não se parece realmente com as inalações modernas que freqüentemente secam as mucosas nasais. Segun-

b) Tratamento de vômito

— **A título profilático**: pelo menos uma vez por estação.

— **A título curativo**: uma vez por semana até a solução do problema.

— Pela manhã, em jejum, beber água salgada fervida amornada, à qual se acrescenta também um pouco de mel e pó de alcaçuz. Beber essa água de cócoras. Depois, quando a náusea surgir (depois de beber cerca de 1 litro), rejeitar a água em tacho mantendo a boca e os lábios bem abertos, apoiando os dedos na língua (unhas bem cortadas e mãos desinfetadas). Descansar em seguida.

— No dia seguinte deve-se fazer uma lavagem anal (clister).

— **Dieta pós-cura**: não comer demais e consumir principalmente alimentos semilíquidos como papas de cereais, grãos de arroz bem cozidos; beber água fervida amornada em quantidade suficiente. Diz-se que são necessárias sete noites antes de voltar a uma alimentação normal.

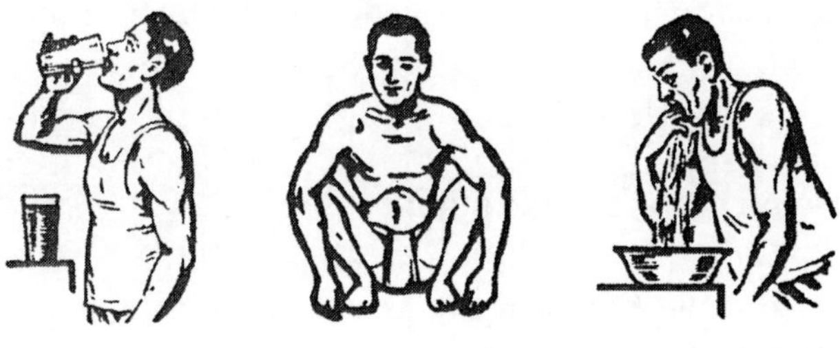

7. Rasayana: o tratamento de rejuvenescimento

Existem várias possibilidades de tratamentos rejuvenescedores ayur-védicos. Infelizmente, a maioria deles são inacessíveis a nós ocidentais, pois seria necessário instalar-se por várias semanas na natureza, sozinho com um terapeuta. No entanto, um desses tratamentos é possível sem exigir o abandono da vida cotidiana. Eis os *detalhes práticos*:

— Seguir um tratamento de lavagem a óleo durante 3 ou 4 dias (ver acima), depois um tratamento de sudação durante uma semana e praticar vômito voluntário. No dia seguinte, fazer uma lavagem anal.

— Uma semana antes do vômito voluntário, reduzir a quantidade de comida escolhendo de preferência grãos de arroz, papas e água fervida como bebida (sal e óleo são permitidos).

— 15 dias depois do vômito voluntário, fazer purgação e voltar à alimentação equilibrada (ver acima) e acrescentar o uso de um tônico vegetal (ver Cap. V).

Esse tratamento de eliminação é indicado especialmente nos seguintes casos (segundo Charaka): indigestão, anorexia, obesidade, anemia, peso, fadiga, erupções cutâneas, pesadelos, coloração manchada, prurido, preguiça, fraqueza, mau cheiro corporal, problemas da *fleuma* e da *bílis*, sonolência, insônia, vertigens, impotência.

Esse tratamento natural favorece a longevidade; reforça as defesas imunológicas e trata dos problemas dos humores na raiz. É um dos tratamentos naturais indianos mais antigos, descrito no tratado mais antigo da medicina ayur-védica: o *Charaka samhita*.

8. Din-charya: a rotina diária

O que se segue é um resumo do terceiro capítulo do **Ashtanga-sangraha:**

1. Acordar cedo e prestar atenção na voz da natureza; enxaguar a boca e limpar a cavidade bucal.

2. Escovar os dentes com raminhos verdes frescos, que são adstringentes, amargos e picantes, como os ramos de Neem ou Babul.

3. Limpar a língua totalmente com os dedos usando um bastãozinho como escova.

4. Limpar os olhos, os ouvidos e o nariz. Utilizar água quente nos dias frios e água fria nos dias quentes.

5. Cumprimentar e honrar os pais e as outras pessoas idosas da família.

6. Pingar gotas de óleo nas narinas e na orelha (a melhor hora é a de dormir).

7. Fazer uma massagem com óleo e tomar banho. Esfregar o óleo principalmente nas mãos e na planta dos pés, bem como na cabeça.

8. Fazer exercícios regularmente, mas sem abusar.

9. Depois do café da manhã, executar as tarefas diárias habituais (estudos, trabalho, negócios, etc.).

10. Almoçar com um estado de espírito bom. Zelar por todos, não só pelos idosos, funcionários, etc. Receber não só a comida, mas também os animais como vacas, cordeiros, cachorros, etc.

11. Jantar comida leve e ir dormir cedo numa cama confortável.

Os *tridoshas* (três humores) são a própria alma da Ayur-Veda. Todas as suas teorias e doutrinas são elaboradas em torno de e baseadas nesse princípio básico. Conseqüentemente, as primeiras horas da manhã são denominadas *vata-kala* e estão relacionadas às qualidades de impulsividade, frieza e secura que levam à ativação dos apelos naturais como as excreções, a sede, etc. Contrariamente, o fato de se levantar tarde leva à letargia (física, psicológica ou mental), o que não é bom para a saúde. A alvorada serena, pacífica e calma convém perfeitamente às preces, à meditação e a outras práticas do gênero.

Uma higiene cuidadosa dos órgãos cognitivos (olhos, ouvidos, nariz, língua e pele) não precisa de ênfase nem de muitas explicações. A Ayur-Veda e o Hata-Yoga insistem nessa higiene com um zelo persuasivo. A massagem e todos seus benefícios estão se tornando cada vez mais populares, portanto não é preciso estendê-los a uma rotina diária.

MASSAGEM DO COURO CABELUDO

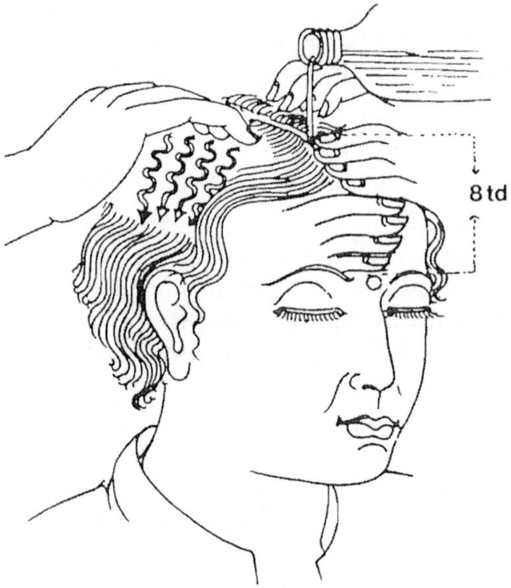

Aplicação de óleo
8 td = 8 dedos

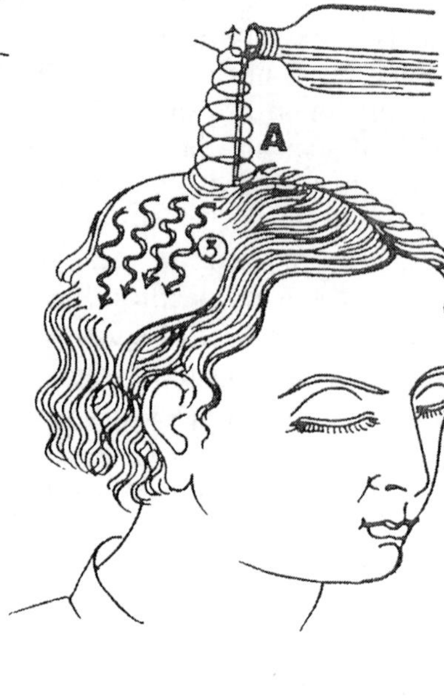

Massagem do couro cabeludo
A = Centro energético superior

CAPÍTULO VII

A automassagem tônica com óleo

1. Massagem tônica com óleo

Uma das práticas ayur-védicas mais populares é a massagem tônica a óleo ou a massagem da Índia. Os tratados médicos clássicos indianos mais antigos dissertam sobre essa massagem que tem sido, no decorrer dos séculos, enriquecida por outras ciências tradicionais como o Yoga e o Tantra.

Pode-se dizer que atualmente existem várias formas de massagem ayur-védicas de acordo com a região. No entanto, todas elas utilizam o óleo como ingrediente necessário a essa prática. Segundo os ensinamentos e os praticantes, dá-se ênfase à massagem geral, da cabeça, dos pés, dos pontos vitais (*marmas*) ou dos centros energéticos (*chakras*). Embora especialmente adequada para a constituição *vento*, a massagem tônica melhora as outras constituições também. As **indicações da massagem** são inúmeras e incluem os seguintes problemas: neurastenia, dores de cabeça, insônia, gota, reumatismos crônicos, obesidade, celulite, eczema crônico, seborréia, fadiga e todos os problemas mentais e espirituais.

Os terapeutas ayur-vedistas afirmam que a massagem torna o corpo leve, ativo e energético. Ela vitaliza os seguintes tecidos: pele, músculos, nervos e facilita a circulação do sangue e da linfa. A massagem melhora problemas cutâneos, ativa a inteligência, a vivacidade, o tônus, a vitalidade sexual (fortifica o tecido "Esperma"), a autoconfiança e a beleza natural.

2. Receitas tradicionais de óleos de massagem

O óleo faz com que a massagem seja mais flexível e profunda. O corpo não deve ser massageado a seco, pois isso gera dores, comichões e problemas do humor *vento* em todo o corpo (exceto a massagem localizada ou de afloração). O óleo utilizado elimina a secura da pele e lubrifica os tecidos, o que resulta no retardamento do envelhecimento dos tecidos. Além disso, o óleo é considerado pura energia ígnea (elemento fogo), condutora da energia e do calor. Por exemplo, algodão colocado no óleo queima-se totalmente sem deixar resíduos.

Os óleos mais utilizados na massagem são o de mostarda, azeite de oliva e de sésamo. Dependendo da necessidade, utiliza-se o óleo de coco (monoi), de amêndoa doce, de madeira de sândalo e de nozes também. Na Índia existem preparados de óleo manufaturados adaptados a certas condições como o *anu taila, brahmi taila*, etc.

— **Óleo de mostarda**: considerado o melhor óleo de massagem, principalmente porque ativa a circulação de energia e limpa os poros. Pode ser encontrado, em Paris, nas lojas de comida indiana. É o único óleo que pode ser aplicado nas pálpebras ou introduzido nas mucosas nasais, bem como no umbigo e nas orelhas. O óleo de mostarda estimula também a pigmentação da pele.

— **Azeite de oliva**: também possui inúmeras qualidades, principalmente nos climas frios como o da França, pois estimula o poder captador de radiações e traz calor.

— **Óleo de sésamo**: o de melhor qualidade é o de sésamo *preto* (que se encontra nas mercearias chinesas). É muito utilizado nos cabelos, pois reforça a absorção da *prana* (energia vital).

Eis algumas fórmulas tradicionais de óleo de massagem:

— **Óleo geral para o corpo**: óleo de mostarda (100 mL) + 3 gotas de óleo de essência de madeira de sândalo.

Ação: tonifica a energia e o corpo.

Indicações: fadiga, problemas das outras constituições e do humor *vento* em particular.

— **Óleo especial para a cabeça**: óleo de mostarda (100 mL) + 3 gotas de óleo de madeira de sândalo + 2 colheres de sopa de óleo de amêndoa doce.

Ação: fortifica a vivacidade, a inteligência e a memória.

— **Óleo para os cabelos**: óleo de sésamo preto (50 mL) + óleo de amêndoa doce (50 mL).

Ação: fortalece os cabelos e aviva o intelecto.

— **Óleo para os homens**: acrescentar uma pitada de pó de curcuma em um pouco de óleo de mostarda. Dissolver aquecendo, filtrar e adicionar ao óleo geral para o corpo.

Ação: aumenta a vitalidade.

— **Óleo para as mulheres**: óleo de sésamo preto (50 mL) + óleo de amêndoa doce (20 mL) + óleo de noz de coco (monoi) (20 mL) + óleo de germe de trigo (10 mL) + 3 gotas de essência de óleo de madeira de sândalo.

Ação: estimula o sistema hormonal e a estética feminina.

— **Óleo para reumatismos**: óleo de mostarda (25 mL) + azeite de oliva (25 mL) + óleo de amendoim + 5 gotas de óleo de essência de gaultéria.

Ação: tonifica a circulação de energia e elimina o reumatismo.

3. A prática da massagem tônica

Dentro da abrangência desta obra, eu não posso transmitir a tradição da massagem medicinal ayur-védica que se efetua sobre uma pessoa e que requer aprendizado de pelo menos uma semana para os movimentos de base. Por outro lado, a automassagem tônica a óleo diária pode ser descrita facilmente.

Prática: uma vez por semana pelo menos; todos os dias, se possível.

Hora: pela manhã, ao despertar, antes do café da manhã e da ducha matinal.

Óleo: utilizar o óleo geral para o corpo.

Método: despir-se em um ambiente bem aquecido. Untar o corpo de óleo dos pés à cabeça. Depois massagear-se com a palma e os dedos da mão de acordo com os métodos descritos abaixo, começando pela cabeça, depois os braços e as mãos, o torso, o ventre, as pernas e, por fim, os pés.

Duração da massagem: 10 minutos, no máximo.

Pressão das mãos: bem forte, sem se machucar ou se cansar com isso. Depois esperar 5 minutos ou mais (escovar os dentes, etc.) e tomar uma ducha morna *sem sabonete*, esfregando bem para tirar o óleo. Às vezes um pouco de xampu suave é bom para tirar o óleo dos cabelos.

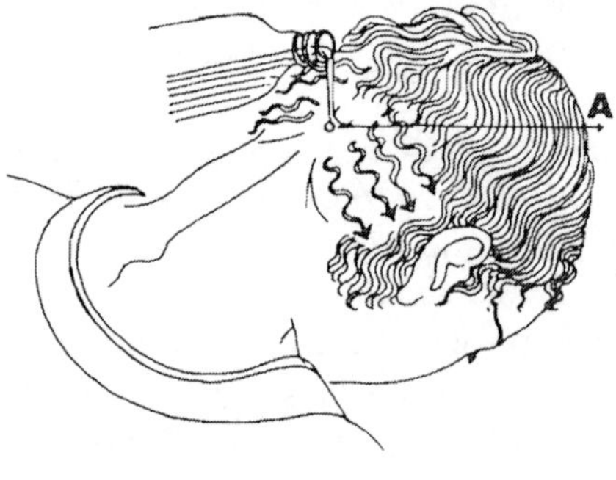

Aplicação de óleo na parte traseira da cabeça (Ponto A)

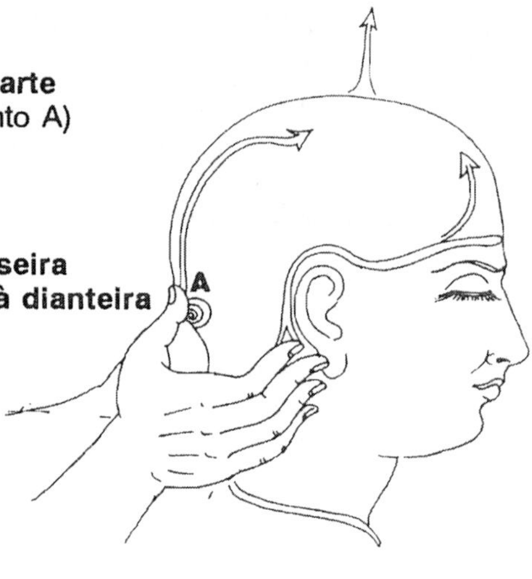

Massagem da parte traseira da cabeça em direção à dianteira (Ponto A)

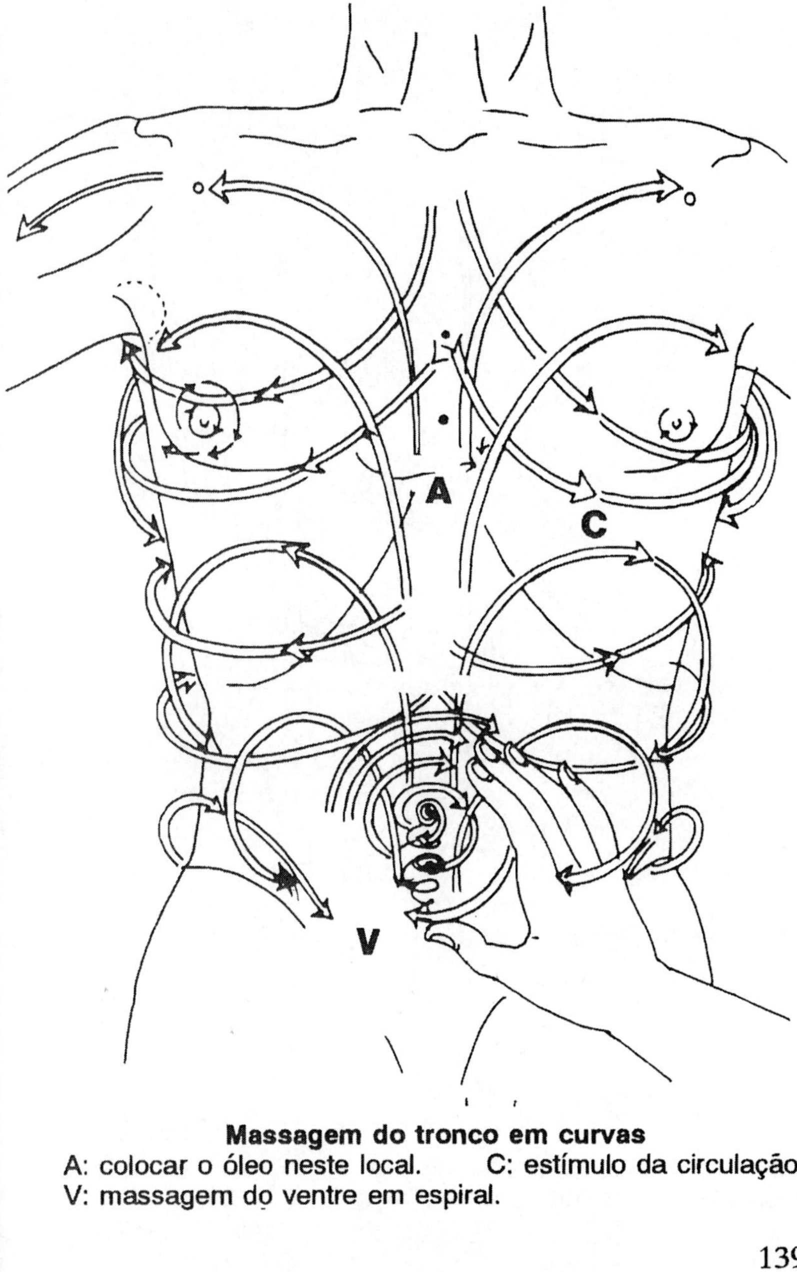

Massagem do tronco em curvas
A: colocar o óleo neste local. C: estímulo da circulação.
V: massagem do ventre em espiral.

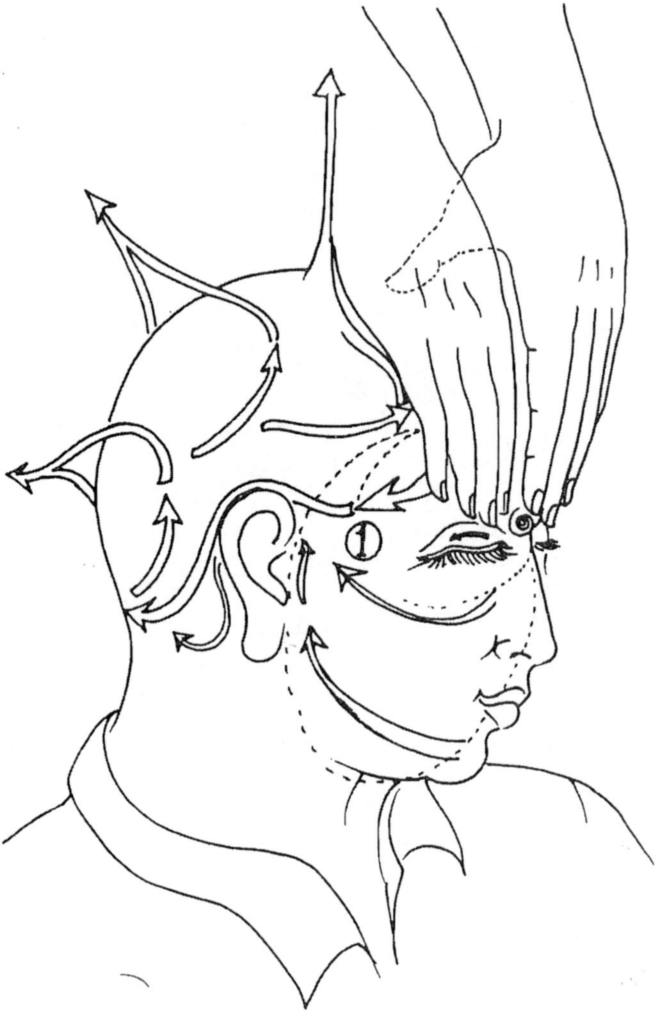

Massagem em curva da cabeça e do rosto. Pressionar delicada mas profundamente o rosto.

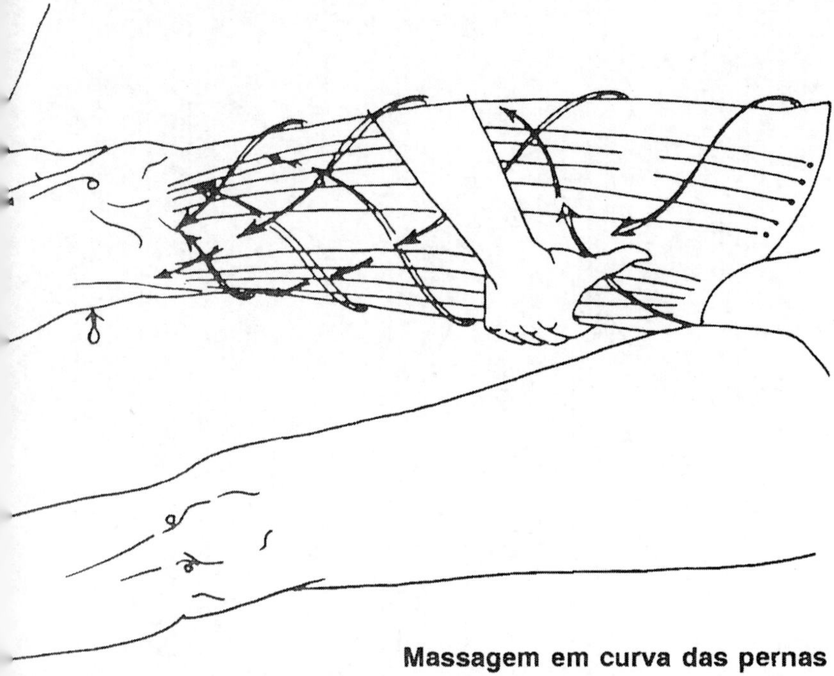

Massagem em curva das pernas

Massagem em curva dos pés

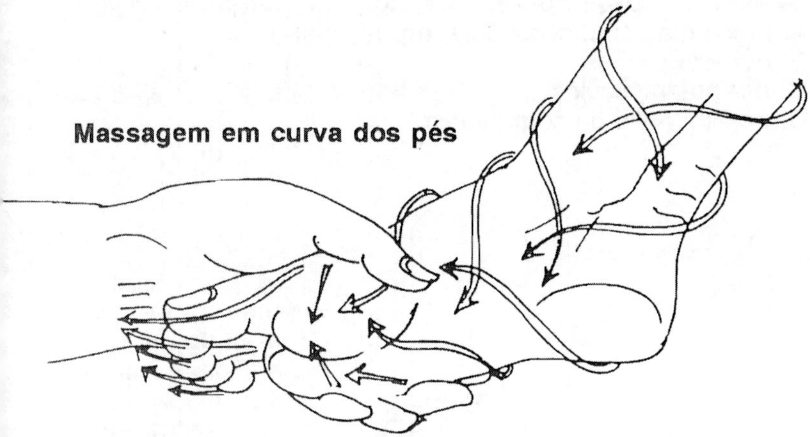

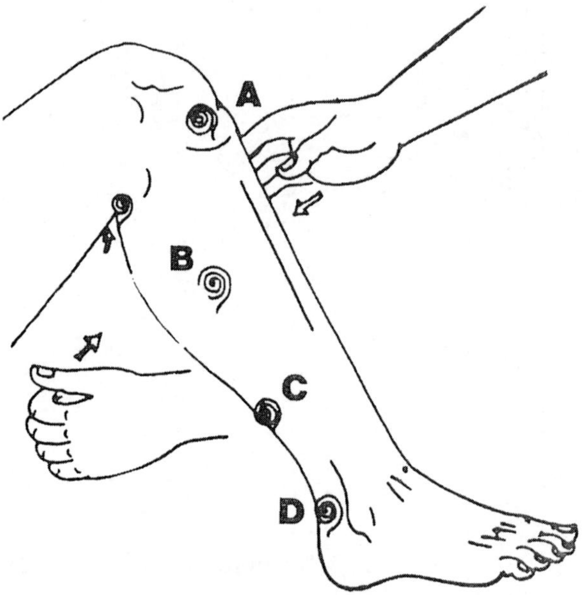

Massagem suave dos pontos vitais da perna (*marmas*)
A: problemas cardíacos, linfa, dor no joelho
B: dor nas pernas
C: dor nos músculos
D: pontos vitais do corpo inteiro

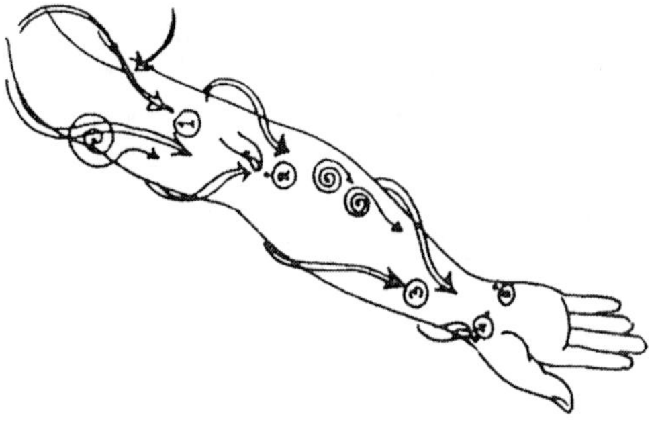

Massagem em curva dos braços. As espirais indicam os atritos suaves a serem feitos nas zonas mencionadas (pontos vitais = *marmas*).

SEGUNDA PARTE

Tratamentos ayur-védicos de 37 afecções atuais

Estatística oficial do College Medical de Medicine Ayur-Védique de Colombo (Sri-Lanka).

Distúrbios e doenças mais curadas pela medicina ayur-védica tradicional:

	Porcentagem de êxito
Reumatismo e artrite	81,5
Eczema e doenças cutâneas	72,2
Paralisias[1]	59,2
Nevralgias, nevrites	44,4
Hemorróidas	40,7

1. Trata-se de paralisias de origem que não sejam traumatismos e lesões irreversíveis.

Anemia

Ela pode ser causada pelos seguintes fatores:

— Hemorragias resultantes de feridas, hemorróidas sangrentas ou sangramento do nariz, da boca, dos pulmões, do ânus, do aparelho genital, etc.

— Provisão inadequada de sangue devido a uma má alimentação, o que causa insuficiência de elementos formadores do sangue.

— Destruição dos glóbulos sanguíneos após a sua formação.

— Produção sanguínea deficiente devido ao funcionamento de certos órgãos dos corpos como o estômago, o fígado e a medula óssea.

Uma antiga receita da medicina natural tântrica é aplicada em todos os casos de anemia: deixar de molho em um copo de água durante uma noite uma colher de sopa de grãos de trigo para germinar (à venda nas lojas de comida natural). Na manhã seguinte beber a água (jogar os grãos de trigo), adicionando uma colher de mel. Esse líquido é um **grande tônico natural** que fortifica o corpo inteiro e purifica o sistema digestivo.

Um outro tônico natural tonifica a energia *prana*, sempre deficiente em caso de anemia: suco fresco de uma cenoura misturado ao suco de uma beterraba crua tomado antes do almoço por quarenta dias.

Os alimentos agroácidos, principalmente iogurte e frituras, são proibidos pois atrapalham o funcionamento normal do fígado. Legumes verdes são aconselháveis, bem como as sobremesas à base de grão de sésamo e de xarope de açúcar cândi, que são consideradas muito úteis nesses casos. São especialmente indicados quando o funcionamento do fígado foi afetado. A casca do grão contém muito ferro e, por isso, não deve ser retirada no preparo de doces.

A anemia, segundo a Ayur-Veda, é considerada uma conseqüência do agravamento do humor *bílis*. A purgação é considerada o melhor remédio para melhorar a *bílis* (ver Cap. VI). É por isso que, quando se trata de um caso de anemia, a constipação desaparece em primeiro lugar.

Angina

Fazer compressas quentes na parte dianteira do pescoço, mantendo-as quentes o máximo de tempo possível. Utiliza-se também o pó de alcaçuz, de acoro (*Acorus calamus*) e de galanga no tratamento desse estado. Esses três pós devem ser misturados com mel, a mistura tragada lentamente, ou melhor ainda, lambida pouco a pouco pelo doente. Isso adoça a garganta e cura a inflamação.

Quando a garganta está sensível pode-se utilizar gargarejo preparado com um copo de água morna e uma colher de café de pó de alúmen (à venda em farmácias) ou de sal.

Pode-se consumir sopa com carne e leguminosos. Evitar alimentos secos, fortes e pesados, bem como iogurte, leite e suco de cana-de-açúcar. É desaconselhável dormir durante o dia e tomar banhos. Cuidar para manter os intestinos sempre limpos. Tomar suco de gengibre também.

Asma brônquica

Existem vários tipos de asma: o mais comum deles é a asma brônquica. Na Ayur-Veda diz-se que sua origem é de problemas estomacais e de outras partes do aparelho gastrintestinal. É por isso que, na maioria dos casos, no início do problema ou antes de cada ataque, a pessoa sofre indigestão, constipação ou até mesmo diarréia. A Ayur-Veda dirige sua atenção principalmente ao estômago, aos intestinos, ao nariz e aos pulmões, para prevenir e tratar esse problema.

O pó de pimenta-do-reino é aconselhável, três ou quatro vezes por dia, na medida de uma colher de café misturada no mel. Se o pó for consumido sozinho, pode causar irritação na garganta. É importante misturá-lo bem com o mel, o que facilita o seu consumo.

Evitar totalmente: iogurte, banana, goiaba e alimentos fritos. À noite, comida leve e evitar o máximo possível alimentos agroácidos. Uvas secas e leguminosos são recomendados neste estado. Evitar o fumo e reduzir o consumo de chá e café ao mínimo (não mais do que duas xícaras por dia em todos os casos). Bebidas alcoólicas são permitidas em pequenas quantidades.

Evitar a chuva, o vento frio e os exercícios físicos muito fortes.

Bronquite

Na Ayur-Veda são os germes que causam problemas como a bronquite, mas eles não são considerados como a primeira causa desse problema: uma digestão defeituosa é a principal responsável.

Qualquer que seja a causa, o tratamento mais simples no caso da bronquite consiste em engolir uma colher de café de pó de curcuma misturado em uma xícara de leite, duas ou três vezes por dia, dependendo da gravidade do problema. A eficácia será maior se o estômago estiver vazio. Esta é uma receita que pode ser dada a qualquer pessoa, sem distinção de idade ou sexo.

Uma outra receita, utilizada como remédio atual neste caso, consiste em misturar pó de gengibre seco, pimenta longa e pimenta preta em quantidades iguais: 1/2 colher três ou quatro vezes por dia, dependendo da gravidade do problema, no café ou no chá. Esses três alimentos juntos na Ayur-Veda são chamados de *trikatu* ou *tryusana* e são conhecidos por sua ação sobre os pulmões e o estômago. Eles favorecem a digestão dos alimentos, sua "metabolização" no corpo e são um obstáculo à produção de fatores responsáveis pela infecção e a inflamação dos brônquios. Ao mesmo tempo, eles ajudam a expectoração da *fleuma* acumulada e facilitam a respiração. Esses três alimentos são utilizados também como temperos culinários: eles não têm, portanto, efeito maléfico sobre o corpo. Simplesmente, se forem consumidos em excesso, podem provocar uma pequena sensação de queimadura no peito; neste caso é conveniente reduzir a dose ou adicionar mel.

Evitar o iogurte e outros alimentos agroácidos. As frutas ácidas também são contra-indicadas, incluindo banana e goiaba.

Evitar chuva, vento frio e banhos de água fresca, principalmente no inverno e quando a bronquite estiver na sua fase mais aguda.

Cálculos no aparelho urinário

Os cálculos se formam no corpo devido ao humor *vento*, que cria uma espécie de secura, provoca o acúmulo de partículas químicas ao redor de um caroço, que depois assume a forma de uma pedra. Se a urina não for rejeitada nos rins pelo menos em pequenas quantidades, uma uremia pode surgir e causar muitas complicações.

Vagens e legumes secos devem ser evitados. Abolir a abóbora amarela. No entanto, a abóbora branca é muito útil nesse caso.

Leia o parágrafo da hematúria: absorver leite coalhado três vezes por dia é válido para esse distúrbio renal. Isso permite eliminar as toxinas no rim e evita a formação de novos cálculos. Rabanetes são ótimos para problemas do rim. Pode-se cozê-los se a sua constituição exigir que se evite alimentos crus em excesso (principalmente no inverno). Chá, café e outros tipos de excitantes são proibidos.

Não ficar muito tempo sentado. Logo após as refeições é aconselhável uma caminhada de alguns minutos. Na falta disso, alongar-se. É desaconselhável ficar muito tempo sentado em cadeira dura. É melhor sentar-se em uma almofada macia e mexer-se, por alguns minutos, pelo menos uma vez por hora. É terminantemente proibido reprimir qualquer necessidade natural, principalmente a vontade de urinar e evacuar. Evitar ficar constipado, pois a constipação agrava o humor *vento*, responsável pela formação dos cálculos. É por isso que é preciso tomar um laxante quase todo dia, se necessário. É bom se habituar a beber muita água e urinar com freqüência. Isso limpa o aparelho urinário e impede a formação de outros cálculos. Os cálculos podem se quebrar em pedaços e serem evacuados sob forma de cascalho e areia.

Ciática

É uma espécie de dor nervosa. Esse problema é causado pela inflamação da região em que o nervo ciático passa ao longo da curva glútea.

O óleo de rícino é o melhor remédio para trata. :ento desse caso: duas colheres de café num copo de água quente ou leite na hora de dormir. Ele também é muito útil para as pessoas constipadas, pois atua como laxante.

Os leguminosos, as vagens secas e as frituras são terminantemente proibidos. Evitar o iogurte e os alimentos agroácidos, incluindo as frutas ácidas. O açafrão é recomendado na culinária e também como remédio, misturado no leite quente.

É bom movimentar as pernas, sem abusar. Exercícios violentos como corrida ou salto são proibidos. Tomar banho com água quente e evitar a água fria em todas as suas formas, até mesmo como bebida. A água fervida amornada é evidentemente preferível. A natação pode ser benéfica, desde que a água esteja bem aquecida.

Cirrose hepática

A cirrose hepática provém, geralmente, de uma má alimentação. Nos adultos ela, freqüentemente, é resultado de excesso de álcool. O fígado ajuda a neutralizar os efeitos tóxicos de certas drogas e até de alimentos que contêm cafeína, como o chá e o café, e o fumo, que contém nicotina. Se esses ingredientes inofensivos forem ingeridos em excesso, o fígado torna-se incapaz de responder à exigência de neutralização dos efeitos tóxicos, o que desencadeia a cirrose. Por isso é aconselhável que se pare, em primeiro lugar, de consumir esses alimentos nefastos.

Não se deve ingerir alimentos de difícil digestão. Óleo, manteiga e outras gorduras devem ser evitados. Leite de cabra e de vaca podem ser dados em pequenas quantidades. Não se deve consumir iogurtes, mas o leite coalhado preparado com iogurte batido (com leite de vaca) é excelente. O alho também é aconselhável nesse caso. Se houver acúmulo de água no abdômen devido à cirrose, deve-se seguir um regime sem sal. O sal marinho é muito nocivo. Se necessário, pode-se usar sal-gema em pequenas quantidades. É bom deixar de fazer algumas refeições ou até mesmo jejuar, o que ajuda o funcionamento do fígado.

Não se deve dormir durante o dia, nem dirigir em velocidade numa superfície não homogênea; na verdade, não é bom expor-se a sobressaltos violentos, nem a nenhum *stress* proveniente de exercício físico. É conveniente descansar o máximo possível. Só é permitida a caminhada.

Cólicas

As causas comuns da cólica são apendicite, cálculos biliares, cálculos renais, espasmos intestinais, úlcera duodenal e gástrica e inflamação dos ovários ou do fígado. Na Ayur-Veda, as cólicas provêm, principalmente, do agravamento do humor *vento*.

Os leguminosos (ervilha partida, grão-de-bico, vagem seca, etc.) são terminantemente proibidos. É preciso muito repouso. Evitar qualquer exercício físico após as refeições. Preocupação, ansiedade e cólera geralmente são responsáveis pelo agravamento do humor *vento*, que é causa da cólica. Portanto, é preciso evitá-las o máximo possível.

Coriza comum

Aparece geralmente nas mudanças de estação. Na verdade, o equilíbrio dos três humores *vento, bílis* e *fleuma* pode ser levemente afetado por mudanças de temperatura, pela chuva, etc. Além disso, se essas mudanças forem anormais, o equilíbrio entre os três humores pode ser muito afetado, o que ocasiona problemas. A tendência à constipação e a morbidade das mucosas nasais ou da garganta são as mais suscetíveis de causar esse problema.

Como a coriza, geralmente, é associada a problemas gástricos, a pimenta é considerada o melhor remédio nesse caso. Misturar meia colher de café de pimenta moída com cerca de duas colheres de café de mel e 1/2 colher de café de suco de gengibre. Tomar esse preparado três vezes por dia. Se ele for administrado imediatamente após um acesso de febre, impedirá que a temperatura continue a subir e ela, ao contrário, baixará mais rapidamente. Essa mistura reforça também a resistência aos ataques de bronquite e aos problemas de garganta.

Um outro remédio contra a coriza, simples mas muito eficaz, é o curcuma. Tomar uma colher de café de pó ou massa de curcuma em uma xícara de leite (com um pouco de açúcar, se desejar) três vezes por dia. Dessa forma, recupera-se a saúde rapidamente. Esse remédio trata, ao mesmo tempo, a constipação, protege os pulmões da *fleuma* e ativa o fígado.

Após um acesso de febre, é melhor evitar comer ou comer muito pouco, pelo menos por duas refeições. Beber orchata ou sagu fervido com leite e açúcar. Pode-se consumir pão e biscoitos, bem como caldo de carne ou de legumes. O alho cru ou frito na *ghee* ou manteiga é muito útil nesse caso. Pode-se adicionar gengibre fresco à sopa de legumes.

Evitar durante a febre: alimentos pesados (como a carne), frango, peixe, ovos, arroz, biscoitos de trigo, frituras e alimentos agroácidos. Não comer banana nem goiaba ou outras frutas ácidas. O chá não é aconselhado, o café pode ser consumido em pequenas quantidades.

Evitar, obviamente, exposição ao frio e ao vento; não tomar banho, nem fazer exercícios; não ficar acordado até tarde; evitar a massagem a óleo e a tensão nervosa.

Diarréia infantil

O consumo de leite estragado ou uma infecção do sistema digestivo desencadeia diarréia na criança. Se ela estiver sendo amamentada, as condições da digestão da mãe afetam a digestão do leite para a criança. A diarréia é fato corrente na criança quando surgem os dentes.

Evitar dar à criança leite com alta dosagem de gordura. O leite de vaca, geralmente, é considerado bom. Se a criança não o digerir também, pode-se dar leite de cabra ou ainda leite de vaca diluído em água. Se a mãe sofrer de indigestão, ela também deve ser tratada, se estiver amamentando. Segundo a Ayur-Veda, o leite da mãe pode ser afetado pelo excesso dos humores *vento*, *bílis* ou *fleuma* nela.

Não se deve incomodar ou contrariar a criança, que deve dormir confortavelmente o tempo que desejar. Qualquer incômodo pode causar diarréia e vômitos. Evitar longas viagens de trem ou qualquer outro veículo nesse período.

Doenças cutâneas

Eis alguns conselhos gerais da medicina popular indiana para as doenças cutâneas:

— A massagem de desintoxicação *ubtan* (ver Cap. VII) é aconselhável para todos os problemas cutâneos.

— Desaconselham-se os seguintes alimentos para todos os casos: sal, óleo de sésamo, batata, legumes verdes, iogurte, vinagre e alimentos com cheiro forte (como o camembert ou o bacalhau, por exemplo).

— Evitar beliscar entre as refeições e dormir durante o dia.

— É aconselhável beber muito líquido (à temperatura ambiente).

— Na falta da massagem *ubtan*, pode-se aplicar uma leve camada de argila e massageá-la com os dedos quando estiver seca. Retirar lavando com água morna.

Dor de cabeça

Ela pode ser de vários tipos, dependendo da predominância de um ou de outro humor na gênese desse problema. Fatores físicos e psíquicos são considerados como causadores desse problema.

Os sinais e sintomas associados à dor de cabeça variam: nas pessoas do tipo *fleuma* constata-se cabeça pesada, olhos lacrimejantes, inflamação da orelha, coriza, inflamação das mucosas nasais, pólipos nasais e outros sintomas semelhantes. As crianças são, geralmente, as mais afetadas por esse tipo de dor de cabeça. Nas pessoas do tipo *bílis*, esse problema é sempre associado a sensações de queimadura em várias partes da cabeça e a sangramentos do nariz. A dor de cabeça do tipo *vento* é sempre associada a vertigens, torpor, olhos secos e dores em várias partes da cabeça.

É conveniente, portanto, adotar tipos de tratamento diferentes para tipos de dores de cabeça distintos. Existe, no entanto, um remédio usado comumente para todos os tipos: inalação de óleo; pingar 10 gotas desse óleo em cada narina e inalar profundamente. Se durante a inalação um pouco desse óleo passar para o estômago pela garganta, isso não será nocivo. Pode ser que a inalação profunda desse óleo provoque uma leve irritação das mucosas nasais, causando espirros. Às vezes sai água em abundância do nariz. Se esse óleo for inalado corretamente desbloqueará a passagem entre os seios e a cavidade nasal, o que alivia imediatamente o peso da cabeça e a tensão mental. Esse óleo tem também efeito calmante sobre os nervos. Normalmente, essa inalação não deve ser feita mais do que uma vez. Porém, se a dor de cabeça é crônica ou se ocorrer uma crise aguda, pode-se repeti-la uma ou duas vezes ao dia.

Os terapeutas indianos propõem uma série de conselhos para aplicar-se em caso de dores de cabeça ocasionais:

— Ao primeiro sinal de dor de cabeça, tapar com algodão a narina que estiver funcionando mais na hora.

— Aplicar um emplastro de argila no rosto, deixar secar totalmente e esfregar com as mãos. Depois limpar com água morna.

— Tomar um copo de água morna com uma colher de café de mel (exceto em caso de catarro).

— Fazer automassagem do rosto, das têmporas, da nuca e do pescoço com um pouco de óleo, de acordo com o processo explicado no Capítulo VII.

— Fazer a "postura às avessas" antes de levantar ou depois do pôr-do-sol e em jejum se a tiver aprendido com um professor de ioga (não tente aprender essa postura com um livro!).

Os alimentos doces, o leite e a manteiga apurada são muito úteis nesse caso. O leite de vaca quente é muito recomendado. Evitar o máximo possível frituras e alimentos temperados.

Evitar também o frio e o calor excessivos e a chuva. Não reprimir as necessidades naturais. Se a dor de cabeça for do tipo *fleuma*, é aconselhável usar cabelos curtos e evitar lavar a cabeça com água fria. Não ficar acordado até tarde da noite. Nesse tipo de dor de cabeça é terminantemente proibido dormir durante o dia, o que também é desaconselhável para os outros tipos de dor de cabeça.

Embranquecimento dos cabelos

Para a Ayur-Veda a paixão excessiva, a cólera e a tensão física provocam o embranquecimento dos cabelos. As pessoas de constituição *bílis* estão particularmente sujeitas a isso, bem como as que sofrem de coriza crônica, sinusite e as que lavam os cabelos com água quente.

É bom evitar o sal e os alimentos agroácidos como o iogurte. São desaconselhados os alimentos picantes, quentes e temperados. No entanto, pode-se consumir leite com açúcar à vontade.

Não se deve ficar acordado até tarde. Deve-se evitar as preocupações, a ansiedade e a paixão. Em caso de coriza ou sinusite, tratar-se imediatamente. Não se deve utilizar água muito quente para lavar os cabelos. É desaconselhável água fria para o banho.

Epistaxe

É assim que se chama o sangramento nasal. Para a Ayur-Veda, é uma manifestação do humor *bílis*. Ele ocorre freqüentemente no verão, principalmente nas crianças pequenas. A exposição ao sol ou ao fogo, pressão sanguínea elevada e infecção no nariz precipitam esse tipo de problema.

Em caso de crise, deve-se lavar o rosto e a cabeça com água fria, que também pode ser introduzida sob a forma de inalação.

O pólipos geralmente ir ervêm nas pessoas friorentas e que sofrem de constipação crônica.

Não se deve consumir ıada quente ou temperado. Aconselham-se uvas, abóbora branca, caldo de carne, sopa de lentilhas, arroz "velho", romã, manteiga e leite de vaca.

Evitar realizar trabalhos muito pesados, sejam eles de ordem física ou mental. Verificar a pressão sanguínea. Se ela estiver elevada, não se apressar em circunscrever o sangramento, pois ele atua como válvula de segurança. Quando se está com sangramento no nariz, não é bom ficar acordado até altas horas da noite.

Esterilidade feminina

A esterilidade feminina pode ocorrer devido ao mau funcionamento dos ovários, do útero, das trompas de Falópio ou dos hormônios que controlam esses órgãos. Uma deficiência dos órgãos genitais pode ser orgânica ou funcional. É necessária uma intervenção cirúrgica para remediar deficiências orgânicas. As deficiências de caráter funcional podem ser muito bem tratadas com êxito pelos remédios ayur-védicos. Elas provêm do agravamento simultâneo dos três humores.

Os alimentos alcalinos, azedos e picantes devem ser evitados pelas pessoas estéreis. Porém, podem comer frutas e alimentos com açúcar em grande quantidade.

A esterilidade, geralmente, é resultado de excesso de gorduras. É preciso perder peso através de uma alimentação equilibrada e exercícios físicos.

Esterilidade masculina

A azoospermia é a inexistência de espermatozóide vivo no sêmen; essa afecção é difícil de tratar. Porém a oligospermia, em que o esperma existe mas em pequena quantidade ou não é ativo, pode ser tratada e curada sem grandes dificuldades.

A *makaradhvaja* é o remédio mais importante e mais comumente usado pelos médicos ayur-vedistas no tratamento desse problema. Ele é preparado por um processo especial que inclui a combinação de mercúrio, sulfureto e ouro. Porém esse preparado só é encontrado na Índia.

Desaconselhado nesse caso: alimentos salgados, agroácidos, picantes e amargos. Pode-se consumir normalmente alimentos de sabor doce e adstringente. Alimentos doces como leite, manteiga apurada e manteiga são extremamente úteis. Pode-se comer também carne e ovos em boas quantidades. O leite de vaca e a manteiga apurada são especialmente úteis nesse tratamento.

Os remédios que favorecem a elaboração de um esperma mais rico e mais abundante são geralmente os afrodisíacos, isto é, os estimulantes sexuais. No entanto, não se deve abusar das relações sexuais. Ao contrário, o fato de restringir a atividade sexual ao máximo só pode ser benéfico, nesse caso.

Flatulências

A distensão do abdômen gera uma sensação de incômodo, perda de apetite, indigestão, respiração curta, dores de cabeça e sonolência. Geralmente, é associada à constipação.

Frituras e leguminosos (como a vagem seca) devem ser evitados. O leite é de difícil digestão mas, por outro lado, o iogurte e a coalhada são recomendáveis.

Exercícios físicos logo após as refeições são desaconselháveis; é preferível descansar. É preciso tentar evitar qualquer tipo de *stress*, principalmente durante as refeições.

Gastrite crônica

Irregularidades nos regimes, consumo de pimentões e temperos, cólera, ansiedade e preocupações são as causas principais da gastrite crônica. As pessoas de temperamento *fogo* são mais propensas a esse tipo de problema, que se agrava quando se está com constipação.

A pessoa afetada sofre de eructações ácidas seguidas de uma sensação de queimadura no peito. O apetite desaparece ou trata-se de um "apetite falso" (a pessoa se satisfaz imediatamente). Sente fraqueza e irritação. Pode também sentir dores na parte superior do abdômen, que tendem a ser mais fortes logo após a refeição ou quando o estômago está vazio. Pode sentir náuseas, tonturas ou dores de cabeça. As pessoas que sofrem de gastrite crônica tornam-se macilentas e anêmicas.

A ansiedade crônica contrai o esfíncter anal e, conseqüentemente, a força *apana* (uma das forças do humor *vento*) não pode fluir livremente para baixo. Conseqüentemente, a força *apana* volta para o estômago, causando uma sensação de bloqueio e às vezes eructações.

A melhor terapia para corrigir o humor *bílis* é tomar um purgante. A manteiga apurada (*ghee*) tem papel importante no alívio do *pitta*.

Cevada, trigo e arroz (conservados durante um ano), sopa de lentilhas, arroz levemente torrado antes de ser cozido, pepino, romã e leite de vaca são mais do que aconselhados para tratar esse problema. Grãos de sésamo, alimentos picantes, azedos e pesados, iogurte e bebidas alcoólicas são altamente desaconselhados. É preferível seguir uma dieta de leite (com açúcar) ou uma dieta à base de leite e arroz velho (arroz Basmati, nas mercearias orientais).

A utilização do gengibre (em pó ou fresco) no cozimento dos alimentos é particularmente recomendado. É preciso evitar totalmente os alimentos crus (legumes e frutas) durante certo período. Os alimentos aconselhados durante a dieta de restabelecimento são os seguintes: pepino cozido, espinafre cozido com alho, ervilhas, batatas, cereais, tomate cozido, romã, suco de limão diluído em água e nas infusões de camomila. Meia hora depois de cada refeição, tomar um copo de água morna com suco de meio limão acrescido de meia colher de café de pó de cominho e uma pitada de sal marinho. Esse tratamento de suco de limão, no entanto, tem que ser interrompido se surgirem sinais de acidez.

Uma outra receita popular consiste em mastigar meio dente de alho, acompanhado de um copo de água morna pela manhã, ao acordar, antes do café, durante 40 dias. Esse método é de grande auxílio no tratamento da gastrite crônica.

Os terapeutas ayur-vedistas esclarecem que nenhum tratamento de gastrite pode ser sério se a pessoa acordar tarde. Deve-se acordar ao nascer do sol ou, no mais tardar, às 8 horas. Além disso, o bom funcionamento intestinal é indispensável para a melhora da gastrite (uma evacuação pela manhã, ao acordar). Deve-se também evitar os alimentos que provocam gases: carnes, ovos, peixes, conservas, frituras, leite muito fervido, couve e couve-flor e gorduras.

Hematúria

É a presença de sangue na urina. Ela geralmente provém dos cálculos ou das infecções do aparelho geniturinário e outras condições hemorrágicas.

Pode-se consumir arroz velho, trigo, caldo de carne e vagens secas. Evitar alimentos temperados e picantes. A abóbora branca pode ser consumida em grandes quantidades. Aconselha-se tomar um ou dois copos de suco de abóbora branca com suco de cana-de-açúcar todo dia. A romã também é benéfica.

do os terapeutas ayur-vedistas, as mucosas nasais precisam de um pouco de óleo na temperatura ambiente. As práticas higiênicas diárias dos medicamentos naturais dos yogis incluem a introdução de algumas gotas de óleo nas nove cavidades do corpo. Dizem que o nariz é "a porta do cérebro e da consciência".

a) Ações terapêuticas

Sobre os problemas da cabeça, do rosto e dos órgãos dos sentidos: olhos, ouvidos, boca (principalmente vista fraca); problemas de garganta, ótimo para os problemas das regiões situadas abaixo da clavícula.

Bom para os seguintes problemas: enxaquecas, cabeça pesada, comichões na cabeça, catarro nasal, sinusite crônica, perda da voz (afonia), epilepsia, dor de ouvido e de dente, insônia e tensão nervosa, perda de cabelo, seborréia, despigmentação da pele, papo, embranquecimento do cabelo.

O hospital de Sholapur (na Índia) relata alguns casos de melhora, principalmente nos problemas capilares, cutâneos e de insônia.

Contra-indicações: coriza e sinusite aguda, obesidade, ciclo menstrual, após banho quente.

b) Tratamento *nasya*

— As substâncias a seguir podem ser introduzidas no nariz com um conta-gotas: leite, óleo de mostarda ou um óleo especial vendido nas farmácias ayur-vedistas na Índia: *ahu taila*.

— Eis as condições ideais para um tratamento de sete dias: alongar-se em um tapete ou uma cama com a cabeça levemente inclinada para trás, massagear o couro cabeludo, a testa e os maxilares com um pouco de óleo de massagem (ver Cap. VII) para se acalmar. Depois, com a ajuda de um conta-gotas, introduzir 4 a 8 gotas de óleo de mostarda (4 são mais do que suficientes para começar) em uma narina e depois a mesma quantidade na outra (no caso do leite é preciso introduzir 20 gotas em cada narina).

— Depois de alguns minutos, rejeitar o muco e o óleo pelo nariz ou pela boca (principalmente não engolir as toxinas).

— Os temperamentos *vento* aceitam bem o óleo e os temperamentos *bílis* o leite.

— Algumas escolas recomendam a absorção nasal de pós como o gengibre, a pimenta-do-reino, o sal, a cânfora, etc. Essa utilização ultrapassa a abrangência desta obra.

6. O vômito *(vaman)*

Muitos ocidentais relutam um pouco em utilizar esse antigo método de purificação nasal, o vômito voluntário. Conhecido dos praticantes de yoga, o procedimento dos ayur-vedistas é um pouco diferente. Ele permite principalmente eliminar o humor *fleuma* viciado do organismo.

a) Ações terapêuticas

Bom método para combater a obesidade, eliminar a *fleuma* do estômago e os seguintes problemas: indigestão crônica, febres, diarréia, envenenamento alimentar, asma, tosse e coriza crônica, náuseas, poliúria, anorexia, doenças cutâneas, anginas freqüentes, anemia e edemas.

Na Índia esse método é utilizado também para combater a lepra em seu estágio inicial.

Contra-indicações: obesidade, úlceras estomacais e hérnias hiatais, idade avançada, todo estado de intensa fraqueza, crianças pequenas, hemorragias oculares, nasais ou bucais, problemas cardíacos, ciclos menstruais, tristeza.

Para todos os problemas do rim é bom tomar leite coalhado pelo menos três vezes por dia. Essa bebida tonifica os rins e controla o sentimento de depressão que normalmente acompanha os problemas renais. É preciso evitar a atividade sexual e tomar muito líquido.

Hemorróidas

As causas são: constipação crônica, o fato de se sentar em assentos muito duros ou por muito tempo, a falta de exercícios e problemas do fígado. Eis alguns conselhos ponderados oriundos da medicina ayur-védica e tântrica:

— Evitar sentar-se por longos períodos em assentos muito duros. Não hesitar em usar uma almofada de flores naturais (algodão, etc.).

— Responder rapidamente às necessidades naturais.

— Não ficar muito tempo sentado nos banheiros.

— Não beliscar fora das refeições.

— Comer trigo e cevada, aos quais se acrescenta um pouco de leite na hora de servir.

— Tomar todo dia um ou dois copos de leite coalhado.

— Eliminar da alimentação por um certo tempo: boi, peixe, porco, salsicharia, iogurte, queijos fortes, sésamo e conservas.

— Todas as manhãs, mascar uma bolinha de cera de abelha (do tamanho de uma ervilha) suavemente e engolir um pouco de leite quente (atenção, quente não significa fervendo!). Fazer isso durante vários dias.

Alimentos aconselhados: cevada, trigo, arroz "velho", papaia e leite de cabra. Legumes como batata, abóbora amarela não são recomendados.

Não tentar reprimir as necessidades naturais, mas não abusar das atividades sexuais. É muito ruim cavalgar.

Hipertensão

A pressão sanguínea varia de pessoa para pessoa de acordo com a idade, com o sexo, com a atividade física e mental.

Os homens idosos e os que estão mais expostos a atividades físicas e mentais importantes têm pressão sanguínea mais elevada que os outros. A pressão sanguínea aumenta em caso de medo, de cólera e de excitação.

Além desses fatores psíquicos e emocionais, ela aumenta também devido ao agravamento do humor *vento*. O conjunto dos fatores psíquicos e físicos, incluindo o clima, é responsável por pressão sanguínea elevada. Esta aumenta também nas pessoas de idade avançada, principalmente quando os rins estão deficientes.

Todos os alimentos que aumentam o humor *vento* e a força do sistema nervoso são úteis neste caso. O alho é um remédio de escolha, pois produz um efeito de calor no corpo quando consumido cru. Esmagado e misturado, ele se torna mais eficaz. Comece ingerindo 15 grãos de alho três vezes por dia, aumentando progressivamente até 50 gramas três vezes por dia. Um outro método popular consiste em fritar o alho na manteiga apurada (*ghee*). Isso diminui o odor e facilita a administração.

Os conselhos a seguir, às vezes curiosos mas sempre eficazes, vêm da medicina natural tântrica.

— Se possível, andar todas as manhãs com os pés nus no orvalho e depois aquecer os pés. Essa prática elimina as energias elétricas nocivas, colocando o organismo ''no chão''.

— Colocar flores nos cômodos mais utilizados de sua moradia. Seu perfume e sua visão afetam favoravelmente os sistemas nervoso e circulatório.

— Beber a água contida num recipiente de prata. Esse antigo sistema se aproxima da oligoterapia.

— Evitar banhos muito quentes ou muito frios e principalmente os banhos de sudação (sauna).

Além disso, não se deve consumir alimentos quentes e temperados e evitar ao máximo salgar os alimentos. Evitar totalmente os óleos hidrogenados. A manteiga e a manteiga apurada à base de leite de vaca são aconselhados. Consumir também legumes verdes que ajudam a manter os intestinos limpos, bem como todas as frutas secas, laranja, banana, goiaba e maçã. Pode-se tomar uma colher de café de óleo de amêndoa em uma xícara de leite na hora de dormir. O óleo de amêndoa pode ser utilizado também em inalações, o que ajuda a acalmar os nervos e baixar a pressão sanguínea. As frutas e os legumes fervidos são mais adequados nesse caso do que cereais e leguminosos.

Não se deve ficar acordado até tarde e descansar o máximo possível. Evitar qualquer tensão mental. Certos exercícios físicos podem ser feitos mas os violentos, como levantar peso, devem ser abolidos. Habituar-se a ter hora certa para as refeições e ir ao banheiro. Reprimir as necessidades naturais é muito nefasto. É bom reservar um pouco de tempo para preces, meditação ou relaxamento, que dão a paz mental e a tranqüilidade.

Indigestão

A indigestão em si não é uma doença. Ela é um sintoma de várias outras doenças. Mesmo sem sofrer de nenhuma outra doença, pode-se ter indigestão por comer demais ou ingerir alimentos não apropriados ou mal balanceados. Isso pode ser traduzido por uma sensação de peso no estômago, dores, vômitos, diarréia, náuseas, eructações ácidas e sensação de queimadura no peito. Essas manifestações ocorrem devido ao agravamento dos três humores *vento*, *bílis* e *fleuma*. Quando o humor *vento* é atingido, predomina a sensação de queimadura; quando é o humor *fleuma*, prevalecem as náuseas e vômitos.

Fatores psíquicos como cólera, ansiedade, inquietude têm papel importante na digestão dos alimentos. De acordo com a Ayur-Veda, um alimento, mesmo ingerido numa boa hora e na quantidade certa, não é bem digerido se a pessoa sofre aflições na área mental.

Existem várias regras na Ayur-Veda quanto à melhor maneira de consumir os alimentos. Por exemplo, é preciso comer um prato imediatamente após seu preparo e consumi-lo quente; é preciso comer alimentos untuosos; os alimentos devem ser ingeridos em quantidades adequadas; não se pode comer antes de ter digerido totalmente a refeição anterior; os alimentos que se prejudicam mutuamente não devem ser consumidos juntos; a refeição deve ser feita em um local agradável, sem pressa nem vagar excessivos, falando e rindo o menos possível; deve-se prestar toda a atenção no alimento, sem se deixar distrair.

Como saber se a refeição anterior foi bem digerida? Nesse caso a pessoa tem evacuações completamente inodoras; trabalha com mais ardor; a eliminação das fezes e da urina dá-se normalmente; ela experimenta uma sensação de leveza em todo o corpo e tem fome e sede.

No inverno, convém comer alimentos untuosos e de gosto azedo e salgado. O vinho e outros tipos de preparados alcoólicos bem fortes são aconselháveis. Vários preparados à base de leite, de óleo e de arroz recém-colhido podem ser consumidos também. No verão, ao contrário, é melhor tomar bebidas refrescantes, consumir manteiga apurada, leite e arroz. O vinho deve ser abolido.

Uma pessoa que sofre de indigestão crônica pode ser tratada, com êxito, com remédios de família. Cinco minutos antes da refeição, tomar 1 g de gengibre fresco cru com nada além de um pouco de sal-gema, mastigando bem essa mistura. Isso abre o apetite e corrige a indigestão crônica. Deve-se fazer uma ou duas refeições por dia e nunca comer depois do pôr-do-sol. Evitar totalmente beliscar entre as refeições. Além disso, é bom colocar algodão na narina esquerda durante a refeição, e depois, se possível, deitar pelo menos vinte minutos do lado esquerdo. Os terapeutas ayurvedistas aconselham também jejuar uma vez por semana com apenas iogurte, leite coalhado ou limonada (sem açúcar).

Outros remédios populares podem melhorar a indigestão crônica:

— 1 colher de café de um bom vinho tinto meia hora antes das refeições.

— Vomitar uma vez por mês: tomar de 60 cL a 1 litro de água morna (previamente fervida) salgada pela manhã depois de ter ido ao banheiro e provocar o vômito, visto que o estômago está cheio (atenção: evitar essa prática no caso de úlceras estomacais).

— Cortar o café, o chá e o cigarro.

— Só comer quando tiver fome; não force comida.

— Comer um pouco de pão com fermento.

— Comer alimentos frescos em todas as refeições (evitar as conservas, os congelados, etc.).

Seguir uma dieta leve. Melhor ainda, jejuar um pouco. Em vez de engolir alimentos sólidos, tomar um copo de suco de limão com sal. O alho é muito útil para curar a indigestão. O leite coalhado é muito bom para tratar todos os tipos de indigestão, desde que seja leve e sem gordura. A *Asa foetida* em pó também é útil nesse caso (em loja de ervas).

Dormir durante o dia, depois do almoço, é fonte de indigestão. Porém, dormir antes do almoço *ajuda* a digestão. Na fase aguda da indigestão, é bom descansar fisica e mentalmente, porém, em caso de indigestão crônica, é preferível fazer exercícios físicos; não ficar acordado à noite. Evitar os motivos de preocupação e ansiedade.

Insônia

Um indivíduo normal com boa saúde deve dormir 6 horas por noite. É preferível deitar-se cedo e levantar antes da alvorada. Para a média dos indivíduos é desaconselhável dormir durante o dia, o que é terminantemente proibido no inverno. No verão, no entanto, é permitido um pequeno cochilo de alguns minutos durante o dia. As pessoas que sofrem de indigestão devem dormir cerca de meia hora antes da refeição. As pessoas que sofrem de doenças crônicas e certos problemas agudos como a febre têm mais necessidade de sono; ele ajuda o desenvolvimento do aspecto anabólico do sistema metabólico e o catabolismo é reduzido ao mínimo

Todos os fatores responsáveis pelo agravamento dos humores *vento* e *bílis* no corpo humano provêm da falta de sono. Os alimentos temperados, as bebidas estimulantes, o exercício físico logo após as refeições, os fatores exteriores como calor excessivo, frio e chuva, o barulho e as mudanças de ambiente, sem falar dos fatores psíquicos, conduzem à insônia.

Os curadores indianos possuem vários conselhos populares:

— Fazer a última refeição do dia duas horas antes do pôr-do-sol, seguido de um banho morno duas horas depois. Depois deitar-se ouvindo o som da tampoura (instrumento indiano) ou instrumentos de corda (viola ou violino).

— Enxaguar o rosto à noite com água de rosa e uma gota de manteiga apurada em cada olho. Manter os olhos fechados e deitar.

— Antes de adormecer, pentear os cabelos, massagear os pés, os tornozelos, a nuca e os ombros.

— De acordo com a medicina ayur-védica, o melhor sonífero é a relação sexual.

O preparado a seguir é derivado da medicina dos *Siddhas*, próxima da antiga alquimia: pegar cerca de 30 g de enxofre orgânico, fundi-lo em forno de lenha (sem queimá-lo). Mergulhá-lo numa tigela de leite previamente forrada com pedaço de pano. Quando o enxofre estiver esfriado, tirá-lo junto com o pedaço de pano. Aquecê-lo e repetir o processo, que deve ser reiniciado 108 vezes (o leite da tigela deve ser trocado a cada 15 imersões)! Esse processo modifica a estrutura molecular do enxofre e torna-o assimilável pelo organismo. Ingerir todas as manhãs o equivalente a quatro grãos de arroz desse preparado durante 40 dias. Esse antigo remédio tem por função "umedecer o organismo" e acalmar os nervos; ele é útil também nos seguintes casos: esquizofrenia e problemas mentais, eczema e psoríase.

A cana selvagem é um remédio adequado para esse tratamento. Tomar uma colher de café do pó da raiz da cana selvagem (*Acorus calamus*) três vezes por dia numa xícara de água ou de leite. A utilização desse pó misturado ao óleo de sésamo, para massagear a cabeça e o corpo antes do banho, provoca um sono profundo.

Utiliza-se, comumente, banana madura também, comendo-se com uma colher de café com grãos de cominho fritos antes de dormir.

A pessoa que sofre de insônia deve seguir uma dieta suficientemente nutritiva, levando em conta sua capacidade digestiva. Alimentos pesados sempre ajudam a dormir bem, desde que sejam bem digeridos. O leite de vaca, a manteiga e a manteiga apurada são muito úteis nesse caso. Evitar os alimentos temperados e quentes.

As massagens e os banhos regulares em água fria são sempre eficazes. Os exercícios físicos devem vir como complemento do trabalho mental. Evitar problemas de constipação. Um passeio animado de manhã é recomendado. Evitar também fatores psíquicos que causem *stress*, tensões nervosas, ansiedade e tristeza.

Icterícia

É causada pela circulação excessiva de pigmentos biliares (humor *bílis*) no sangue. É o fígado o responsável pela produção da bílis. As fezes normais têm sua cor característica, e se o canal biliar estiver obstruído, tornam-se muito claras. A urina, no entanto, é sempre muito amarela em todos os casos de icterícia.

Na Ayur-Veda começa-se praticando a purgação. Como a pessoa está fraca, purgantes muito fortes são contra-indicados (ver Cap. VI).

Deve-se eliminar rapidamente todos os alimentos ricos em proteínas: carnes, peixes, ovos e laticínios, pelo menos por algum tempo. Uma colher de café de suco de cana ou melaço (e não de açúcar de cana já refinado), em um copo de água morna, e suco de limão é uma bebida diária benéfica para o fígado e para os rins, que deve ser absorvida dezesseis vezes por dia enquanto persistirem os sintomas. O limão ajuda o corpo a controlar o humor *bílis* (*pitta*).

Pode-se consumir alimentos doces e líquidos em grande quantidade como sucos de cana-de-açúcar e de laranja e uvas secas. Eles aumentam a urina, que ajuda a eliminar os pigmentos biliares excessivos no sangue. Pode-se tomar também caldos de legumes e de carne. Os legumes de gosto amargo são úteis nesse caso. Por outro lado, os alimentos de gosto ácido e picante, bem como os temperos, não são aconselháveis. Usar sal em quantidades limitadas. A romã, embora ácida, é recomendável. Evitar o iogurte e o álcool em todas as suas formas.

É necessário repouso absoluto. Evitar o calor, o sol, o sexo e os fatores psíquicos de problemas como a cólera e a ansiedade.

Laringite

Causas desse problema: infecção, bebidas muito quentes ou muito frias, gordura anormal, elementos estranhos, infecção pulmonar pela tuberculose, etc.

Tomar uma colher de café de pó de alcaçuz misturado com mel quatro vezes por dia. Gengibre, pimenta-do-reino, sal, alho, uvas secas e manteiga apurada (*ghee*) também são úteis nesse caso. Evitar: iogurte, alimentos agroácidos, frituras e alimentos muito frios.

Leucorréia

A Ayur-Veda acredita que essa afecção seja causada pelo agravamento do humor *fleuma*. Ela ocorre geralmente quando a pessoa está fraca, emaciada e anêmica.

As pessoas que sofrem de leucorréia crônica tornam-se irritáveis; esse fenômeno é freqüentemente associado a problemas digestivos e à constipação. Essas pessoas, geralmente, apresentam olheiras pretas muito características do ponto de vista de diagnóstico. O fato de ficar acordado à noite por muito tempo precipita o surgimento desse problema. Existe um círculo vicioso entre a leucorréia e as preocupações, pois elas geralmente estão ligadas uma à outra.

É preciso localizar o motivo exato do problema para se fazer um tratamento eficaz. Duchas vaginais à base de decocção de casca de figueira são muito úteis.

Evitar frituras e alimentos temperados. Os alimentos pesados e indigestos são desaconselhados. O fato de ficar bastante tempo com o estômago vazio é benéfico. Os alimentos agroácidos (como o iogurte e os picles) são proibidos. A noz de Areca, após a refeição, é muito útil para a prevenção e tratamento dessa afecção. Isso é prática corrente entre as mulheres de certas regiões da Índia.

Evitar preocupações e não ficar acordado à noite. A atividade sexual é proibida na fase aguda da doença. Um passeio rápido pela manhã é eficaz no início do problema. Cuidar muito bem da higiene.

Memória (perda de)

Para a Ayur-Veda, nenhum fenômeno é totalmente físico ou mental. Simplesmente, o corpo ou a alma podem predominar em um caso ou outro. Portanto, para ter uma boa memória ou para tratar da perda de memória, acredita-se que intervenham fatores psíquicos e físicos. O domínio da alma é o coração. O cérebro contenta-se em controlar as diversas manifestações da alma. Acredita-se que um medicamento que tonifique ou acalme as células do coração e do cérebro atua sobre a alma e, dessa forma, pode ajudar a captar, reter e se lembrar.

A *Centella asiatica* é uma erva muito útil para favorecer a memória. Ela é encontrada nos locais pantanosos e ao longo dos rios. Toma-se o seu suco, cerca de 30 g, duas vezes por dia, de estômago vazio. É uma planta amarga e adstringente, que pode ser tomada com mel, o que a torna de fácil consumo.

A manteiga apurada é muito conhecida por seu efeito tônico sobre o coração e o cérebro. Por isso, é bom ferver a *Centella asiatica* numa quantidade suficiente de *ghee*. Esse preparado é denominado *brahmighrita*. Tomar uma colher de *ghee* assim preparada duas vezes por dia, de estômago vazio. Misturar em uma xícara de leite quente com um pouco de açúcar, até ficar bem fundido. Esse preparado é ainda mais eficaz quando a pessoa que sofre de perda de memória perdeu peso.

Outro remédio utilizado pelos médicos ayur-vedistas nesse caso é a cana selvagem (ver insônia). Tomar uma colher de café do pó obtido misturado ao mel ou à manteiga apurada.

Os alimentos doces e untuosos são recomendados nesse caso. O leite de vaca, a manteiga apurada de leite de vaca e outros derivados desse leite são muito eficazes.

Por outro lado, os alimentos picantes e temperados, bem como os de sabor amargo e adstringentes, são desaconselhados; é bom evitá-los o máximo possível. A amêndoa e o óleo de amêndoa são muito úteis para favorecer a memória.

Os remédios mencionados acima são mais eficazes quando a pessoa goza de paz mental. Além disso, evitar ao máximo as preocupações, a ansiedade, as emoções e os incômodos. É aconselhável seguir práticas religiosas que incluam preces. A meditação ioga pode ser muito útil para favorecer e corrigir a memória.

Menorragia

É assim que se chama o fluxo excessivo de sangue durante o período menstrual. Esse problema é causado pelo agravamento do humor *bílis*.

Pode-se consumir arroz "velho", sopa de vagens secas, leite e manteiga apurada. O caldo de cana-de-açúcar, a uva, a banana e a romã são muito úteis nesse caso. Evitar terminantemente alimentos temperados e picantes.

Obesidade

O consumo de gorduras e hidratados de carbono em quantidades excessivas leva à obesidade. A falta de exercício também favorece o acúmulo de gorduras no corpo. As pessoas que dormem demais, principalmente durante o dia, correm o risco de se tornarem obesos. A falta de trabalho mental ajuda a sintetização de gordura no corpo a partir dos hidratos de carbono provenientes da alimentação que deveriam ser consumidos.

Para evitar esse problema é necessário fazer exercícios físicos e mentais e livrar-se dos hábitos sedentários. As pessoas que trabalham em escritórios devem fazer regularmente uma pequena caminhada após as refeições.

A pimenta é aconselhável nesse caso. É bom evitar ao máximo as gorduras e os doces. Evitar arroz e batatas, que contêm muito hidrato de carbono. Entre os cereais é preferível o trigo. Pode-se consumir orchata e milho. Alimentos amargos e picantes são bons. Deve-se beber chá em quantidade. O fumo pode ajudar as pessoas que não o consomem habitualmente a reduzir as gorduras, mas é preciso usá-lo em doses pequenas, como um medicamento, em vista dos seus efeitos nocivos ao corpo. É preciso evitar ao máximo as frutas, que contêm muito hidrato de carbono e frutose.

Psoríase

Impurezas no sangue ligados a fatores emocionais são consideradas como responsáveis por esse problema na Ayur-Veda.

Evitar os alimentos quentes e temperados, bem como sal e iogurte. Se preciso, utilizar sal-gema. Todos os alimentos com gosto amargo são recomendados.

Evitar também contato com náilon e outras fibras sintéticas e coçar as áreas sensíveis. Se a sensação de comichão persistir, utilizar óleo de massagem para eliminá-la (ver Cap. VII).

Reumatismo

Geralmente afeta as pessoas com tendência à constipação e têm uma alimentação desequilibrada.

O iogurte e outros alimentos ácidos e os leguminosos são altamente contra-indicados. Evitar ao máximo as frituras e os alimentos frios.

É proibido dormir durante o dia. Os exercícios físicos devem ser moderados. Evitar longas caminhadas com passos acelerados e qualquer movimento violento que incida sobre as articulações afetadas.

Fazer massagens leves com óleos medicinais (ver Cap. VII).

Soluço

O soluço, geralmente, é causado pelo agravamento da constituição *vento*, bem como por fatores psíquicos como preocupações, ansiedade e também pela cólera e a constipação.

A pessoa sujeita ao soluço deve fazer psicoterapia, se ele for conseqüência de condições psiconevróticas. Descansar o máximo possível e não reprimir nenhuma eructação natural.

Temperamento artrítico e reumático

Alimentos recomendados: arroz, trigo, laticínios, ovos, carnes e peixes (uma vez por dia; carneiro proibido), frutas doces e secas, aspargos, berinjela, funcho, alho, alface, mostarda, cebola, salsa, rabanete, espinafre, bebidas quentes e bem fervidas (chás, tisanas, café de cereais, água fervida), açúcar mascavo não refinado, melaço, temperos carminativos (cardamomo, canela, cravo-de-cabecinha, coentro, gengibre, noz-moscada, hortelã, pimenta preta do reino...).

Alimentos desaconselhados: cevada, milho, aveia, todos os leguminosos (ervilha partida, lentilhas, soja, vagem seca...) saladas frescas (exceto a alface, que deve ser cozida, de preferência), broto de bambu, salsão, couve, cenouras, couve-flor, cogumelos, batata, temperos fortes, bebidas frias ou não fervidas, sorvetes, cremes gelados e alimentos crus em excesso.

Comportamentos desaconselhados: natação, ficar acordado até tarde da noite (após as 22 horas), esportes muito cansativos, refeições irregulares, jejum, deslocamentos freqüentes, viver em local úmido ou mal aquecido no inverno, dormir nu, ansiedade e preocupações.

Tuberculose

Na Ayur-Veda essa afecção se chama *Rajayaksma*, o que significa literalmente "rei das doenças". A medicina ayurvédica considera os bacilos responsáveis pelos problemas, mas esses são apenas fatores secundários. A causa principal é o desequilíbrio dos três humores (*doshas*) e o agravamento dos tecidos do corpo. "*Assim como uma semente dorme sem germinar em um solo não fértil, os bacilos de tuberculose não se manifestam a não ser que os três humores do corpo sejam atingidos simultaneamente.*"

Os quatro fatores a seguir são considerados muito importantes no agravamento dos três humores, do ponto de vista ayur-védico: irregularidade na hora das refeições, esgotamento, o corpo é requisitado além de seus limites, supressão das eructações naturais e atividade sexual excessiva.

O alho é muito útil no tratamento dessa doença. Ferva 30 grãos de alho em cerca de 25 cL de leite e 1l de água. Após a fervura a mistura é reduzida em 1/4. Filtre. Tomar duas vezes por dia.

A pimenta também é utilizada no tratamento da tuberculose. Uma colher de café três vezes ao dia com mel. Todas as frutas secas, principalmente as uvas passas e o óleo de amêndoa, são aconselháveis. As passas são úteis pelo seu poder de cura, independente de seu efeito nutriente no corpo humano.

Deve-se comer quanto arroz, trigo e sopa de lentilhas (*dal*) quiser. Alimentos nutritivos como leite e ovos são aconselháveis. Tudo o que a cabra produz, principalmente sua urina, seu leite e sua carne, é muito útil nesse estado. Os alimentos agroácidos como o iogurte e tudo que agrave o humor *fleuma*, como a banana e a goiaba, são totalmente contra-indicados. O leite da vaca e seus derivados, principalmente a manteiga apurada, são, ao contrário, muito recomendáveis.

Não fazer exercícios estressantes, físicos ou mentais. Evitar totalmente relações sexuais. No entanto, um rápido passeio ao ar livre pela manhã fará bem. Evitar também a raiva, a paixão, os motivos de desgosto e a ansiedade.

Úlcera de duodeno

A pessoa que sofre de dores abdominais devido à úlcera de duodeno perde peso lentamente. Isso é proveniente de uma má digestão e da absorção de alimentos mal-metabolizados. Esse problema geralmente ocorre nas pessoas de natureza inquieta e ansiosa.

Na Ayur-Veda essas cólicas devem-se principalmente ao agravamento do humor *vento*. As pessoas de constituição física do tipo *vento* e temperamento psíquico correspondente estão sujeitas a esse tipo de problema.

Os alimentos que produzem secura e dureza no corpo são estritamente contra-indicados nesse estado. Os leguminosos de todos os tipos são proibidos, bem como as frituras e os temperos, principalmente a páprica. Os alimentos azedos também são desaconselháveis. No entanto, pode-se consumir:

leite, queijo, manteiga apurada (*ghee*), arroz, trigo e romãs. É preciso evitar qualquer tensão mental e se afastar de todos os motivos de preocupação e ansiedade. É necessário muito repouso e não é recomendável jejuar ou ficar de estômago vazio por muito tempo. É preciso dormir o suficiente, mesmo ocasionalmente durante o dia, sobretudo depois do almoço. Cuidar para não se constipar. Isso poderia ocasionar a formação de gases no abdômen, o que pioraria a dor. No caso de constipação, é aconselhável a administração de um laxante (o óleo de rícino, por exemplo). Não utilizar um purgante muito violento.

Urticária

Na medicina ayur-védica ela é denominada *sita pitta*. As causas da urticária são as seguintes: alergia, tomar banho frio imediatamente após exercício físico, quando o corpo está quente, a excitação, vermes intestinais e exposição ao vento frio.

O curcuma é um dos remédios mais populares no combate à urticária. Ele, geralmente, é utilizado no *curry*; uma quantidade um pouco excessiva nos legumes cura e ao mesmo tempo previne a urticária. Pode-se transformá-lo em massa misturando-o com água, consumindo-se duas colheres de café do produto final três vezes por dia.

Esse preparado tem gosto um pouco amargo, podendo-se acrescentar leite e açúcar para melhorá-lo.

A argila vermelha também é muito popular no tratamento desse problema: uma colher de café misturada com mel três vezes por dia.

É preciso evitar sal o máximo possível e os alimentos agroácidos como o iogurte. Por outro lado, todos os legumes com gosto amargo, bem como a cebola e o alho, são muito bons.

Durante os ataques agudos de urticária, é bom se esfregar com óleo de mostarda misturado com sal-gema e depois expor o corpo ao sol e se esfregar suavemente com um pedaço de couro. O alívio é imediato. Se a pessoa tiver vermes intestinais é bom tratar, caso contrário a urticária voltará sempre.

Vermes intestinais

De acordo com a Ayur-Veda, o intestino das pessoas que comem muito doce ou alimentos agroácidos oferece um abrigo acolhedor a esses parasitas.

Os sinais e sintomas da invasão de vários tipos de vermes são variados e todos eles causam problemas digestivos. Deve-se limpar o intestino regularmente e tomar laxantes.

O curcuma é muito útil no tratamento desse problema. Tomar uma colher de café do pó da raiz dessa planta em uma xícara de leite três vezes ao dia. O consumo regular dessa planta cria um ambiente adverso à vida e à proliferação desses vermes no intestino. Eles são evacuados nas fezes mortos ou vivos!

Evitar comer alimentos pesados e de difícil digestão, bem como o açúcar e os preparados à base de caldo de cana. Os legumes com folha não são recomendados. É bom adicionar curcuma e alho em quantidades suficientes em todos os pratos de legumes.

Jejuar uma vez por semana é muito útil para prevenir e tratar vermes intestinais. Nunca reprimir as fezes e ter sempre os intestinos limpos.

Vômitos

Existem diversas causas para esse problema: vermes intestinais, gordura, ingestão de alimentos contaminados ou de paladar ruim.

Os vômitos do tipo *vento* caracterizam-se pela secura na boca, dores no peito e um gosto forte na boca. Nos vômitos do tipo *bílis* há uma sensação de queimaduras e evacuações agroácidas. Nos vômitos do tipo *fleuma* ocorrem viscosidades. Outros tipos de vômitos reagrupam os sinais e sintomas dos três tipos acima indicados.

A pena de pavão é muito eficaz para testar todos os tipos de vômitos. Depois de queimá-la no fogo, ingerir pedaços de cinza misturados ao mel quatro vezes por dia.

O arroz levemente torrado é às vezes uma excelente terapêutica e um alimento adequado nesse caso. Deve-se transformá-lo em uma espécie de massa, passá-lo em um tecido de linho e depois diluí-lo em água ou leite coalhado antes de consumi-lo. Pode-se acrescentar sal ou açúcar a gosto. Ele se torna muito eficaz quando consumido com grãos de cravo-de-cabecinha (cerca de cinco grãos). A sopa de legumes e as tâmaras, bem como as romãs, são também muito úteis nesse caso. Abster-se de qualquer alimento sólido durante o período de vômitos.

É aconselhável o máximo de repouso e precaver-se para que não ocorra desidratação.

Anexos

ANEXO I

Resumo das terapias naturais

O tratado de Charaka menciona uma lista de pontos básicos relativos à terapia ayur-védica. Eis o resumo dos pontos importantes pela ordem de origem.

— A água é o melhor dos calmantes.
— O bom vinho é o melhor para eliminar a fadiga e dar alegria (em pequenas quantidades!).
— O leite é o melhor dos tônicos.
— A carne é o alimento mais nutritivo.
— O caldo de carne é o melhor dos alimentos refrescantes.
— A carne de galo é a melhor para dar força.
— O mel é o melhor para os humores *fleuma* e *bílis*.
— A manteiga apurada é o melhor para os humores *vento* e *bílis*.
— O óleo de sésamo é o melhor para os humores *vento* e *fleuma*.
— O vômito da yoga é o melhor para o humor *fleuma*.
— A purga vegetal é o melhor para o humor *vento*.
— A lavagem anal é o melhor para o humor *vento*.
— O açúcar de cana tem o melhor efeito laxante.
— O leite de cabra é o melhor por seus efeitos e para a tuberculose e hemorragias.

— A cevada é o melhor para aumentar as fezes.

— A pimenta longa (*Piper longum*) é o melhor para facilitar a digestão e eliminar a constipação.

— O ruibarbo da China é o melhor para provocar a purgação, aumentar a digestão, expulsar os gases e aliviar os humores *vento* e *fleuma*.

— As cinzas da cevada torrada são as melhores por seu efeito laxante e para curar hemorróidas.

— O uso diário do leite e da manteiga apurada favorece o rejuvenescimento.

— O uso da manteiga apurada e da farinha de milho torrada (em partes iguais) é o melhor para a virilidade.

— Os gargarejos com óleo de sésamo são os melhores para aumentar o sabor dos alimentos e fortalecer os dentes.

— A aplicação de massa de madeira de sândalo elimina os odores corporais desagradáveis e as comichões.

— O vetiver é o melhor em aplicações externas, para comichões, doenças cutâneas e transpiração.

— A raiz de alcaçuz é o melhor para a vista, a virilidade, cabelos, voz, pigmentação da pele e cura em geral.

— O ar fresco traz vida e consciência.

— O calor é bom para indigestão, fadiga muscular, frio, cólicas e calafrios.

— O excesso de comida cria uma indigestão crônica séria.

— As refeições feitas em horas certas são uma das práticas mais importantes para a saúde.

— A tranqüilidade é a prática mais sã.

— A fadiga é a prática mais nefasta.

— O ato sexual durante os períodos menstruais é uma das práticas mais nefastas para a saúde.

— O descontentamento é fonte de perda de virilidade.

— Esforços muito pesados diminuem a duração da vida.

— A inveja causa o agravamento das doenças.

— O banho alivia a fadiga.

— As preocupações provocam o emagrecimento.

ANEXO II

Os três humores e as doenças atuais

1. Os problemas devidos aos 3 humores

Como já expliquei, em toda doença pode-se observar o "jogo" dos três humores para determinar qual (ou quais) deles é responsável pelo problema de saúde. Dessa maneira, será fácil para o terapeuta escolher as medidas naturais adequadas para eliminar a doença de maneira profunda e duradoura através de uma seleção de plantas, alimentos ou métodos de eliminação. Essa maneira de ver as origens da doença na constituição se aproxima da linguagem ocidental: "A doença não é nada, o terreno é tudo". A lista a seguir provém dos tratados da medicina dos *Siddha* (Tamsuls do sul da Índia) e dos tratados do doutor Bhattacharyya, de Calcutá.

a) Problemas freqüentes da constituição *vento*

Vento: flatulências, diarréia, vermes, vertigens, hérnia, problemas urinários, hemorróidas, muco nas fezes.

Vento e bílis: o doutor Bhattacharyya compara esses problemas sérios a um "temporal que ativa o incêndio da casa". Vômitos, indigestão, gastrite, arrotos, perda do paladar, inflamações urinárias, uremia, perda de esperma durante a noite, problemas nervosos, dores musculares ou nervosas.

Vento e fleuma (o *vento* ativa o poder da água): reumatismos, sensação de entorpecimento nas extremidades, asma, tosse, bronquite, problemas cardíacos, edemas, convulsões, epilepsia, paralisia, diabete insípida e gonorréia.

b) Problemas freqüentes da constituição *bílis*

Bílis: sensação de calor no corpo, diarréia, febres, disenteria, problemas mentais, anemia, nevrites, sede, vertigens, estados de irritação (ansiedade, cólera) interior, síncopes, hematúria, hemorragias e metrorragias, inflamações agudas da garganta.

Bílis e vento: dispepsia, artrite, diarréia, indigestão, vermes intestinais, gorgolejos intestinais, fadiga intensa, edemas, hemorróidas e perdas noturnas de esperma.

Bílis e fleuma: febres crônicas, asma, tuberculose, icterícia, úlceras gástricas, anemia e pólipos nasais.

c) Problemas freqüentes da constituição *fleuma*

Fleuma: doenças pulmonares, asma, bronquite, tosse espasmódica, pneumonia, pleurisia, soluço, doenças cardíacas, problemas cutâneos, dores intercostais e anemia.

Fleuma e bílis: edemas, nevralgias, malária, tosse, vômitos, dores torácicas, asma e soluço.

Fleuma e vento: gastrites, edemas, cólicas, paralisia, asma, reumatismo e bronquite.

Como vimos, as várias constituições podem ser atingidas por problemas semelhantes (asma, por exemplo) de maneiras diferentes; por isso, é importante reconhecer a constituição pessoal e os sintomas dos humores afetados.

2. Tentativa de classificação por humores envolvidos

V=*vento*; F=*fleuma*; B=*bílis*.

Aborto espontâneo (VF); alcoolismo (VF); amigdalite (VF); angina peitoral (VB); aneurisma (VB); artrite (VF); ascites (BF); asma (VF); beribéri (VF); bócio (BF); bronquite (F); broncopneumonia (VF); câncer (BF); carcinoma (BF); catarata (VF); cegueira (BF); cólera (VF); ciática (VF); cirrose hepática (B); cólicas (VF); constipação (VF); convulsões (VF); cálculos biliares (BF); crise cardíaca (VB); cólicas nefríticas (BF); coqueluche (VF); disenteria amebiana e bacilar (VB); diabete insípida (VF); diabetes mellitus (BF); diarréia (VB); difteria (BF); disenteria (BF); dismenorréia (VB); dispepsia (BF); demência (VF); dilatação do baço (B); doença de Bright (BF); eczema (BF); edema (BF); epilepsia (VF); enjôo marítimo (BF); estomatite (B); febre cérebro-espinhal (VBF); febre reumática (BF); febre amarela (VB); fístula (BF); fobia a água (VF); gagueira (VF); gangrena (BF); gonorréia (VF); gota (VF); hematúria (VB); hidrocele (BF); hiperacidez (VB); histeria (VB); hidropisia (BF); hemorróidas (VB); insônia (BF); infecções bucais (VB); inflamação da retina (B); insolação (VB); icterícia (B); lepra (BF); leucoderma (BF); leucorréia (VF); leucemia (VB); malária (VB); menorragia (VB); enxaqueca (VB); mixedema (VF); meningite tuberculosa (VBF); nefrite (BF); obesidade (VF); edema (BF) osteomalácia (VF); paralisia (VF); paratifóide (VF); peritonite (VB); peste (VBF); pleurisia (VF); pneumonia (VF); poliomielite (VF); psoríase (BF); raquitismo (VF); reumatismos (VF); rubéola (BF); septicemia (VB); sífilis (B); sangramento nasal (B); tétano (BF); tétano infantil (VB); trasorelho (VF); trombose (VB); tuberculose (VBF); tuberculose pulmonar (BF); tifóide (VBF); tênia (VB); tifo (VBF); úlcera duodenal (B); úlcera gástrica (BF); varicela (VF); varíola (BF); vertigens (B).

ANEXO III

Índice terapêutico dos alimentos

Aperitivo: pepino, cenoura, rabanete, salsão, funcho, espinafre, limão, laranja, maçã, abacaxi, papaia, figo, castanha de caju, manteiga.

Alcoolismo: pepino, água fresca.

Anemia: cenoura, berinjela, iogurte, manteiga apurada, melaço, lebre.

Agni (estímulo do): laranja, sésamo, iogurte, leite coalhado.

Acidez digestiva: cenoura.

Asma: rabanete, laranja.

Bronquite: couve, cebola, espinafre.

Baço (ptose): rabanete, berinjela, óleo de rícino.

Bexiga (tônico): noz de coco.

Cálculos renais: pepino, rabanete, espinafre.

Cólera: noz de coco.

Cólica: funcho, laranja.

Cérebro (tônico do): nozes.

Convalescência: mel.

Crescimento: trigo, mel, fava, tutano.

Constipação: sopa de arroz, arroz torrado, azeitona, limão, manga, papaia, melão, azeite de oliva, óleo de rícino, óleo de linhaça.

Circulação (tonifica a): limão.
Calmante: sarraceno, banana, óleo de girassol.
Cabelos (tônico para os): laranja.
Calor (sensação de): pepino, espinafre, melão.
Coração: laranja, pimenta, romã, noz de coco, óleo de linho, mel.
Carminativo: rabanete, funcho, leite fresco, leite coalhado.
Cólera (preventivo): cebola.
Comichões: óleo de sésamo.
Catarro: salsão, ervilhas partidas, azeite de oliva, mel.
Coloração (dá uma boa): milho, uva, maçã, melão.

Diurético: arroz, pepino, aspargo, espinafre, pimenta, melão, castanha de caju.
Diarréia: cevada, sopa de arroz, limão, maçã, leite desnatado, leite de cabra, iogurte, manteiga, lebre.
Disenteria: maçã.
Desintoxicação: abacaxi.
Dathus:
— *Tonifica os 7 dathus*: trigo.
— *Tonifica o esperma*: berinjela, fava, tâmaras, romã, nozes, iogurte.
— *Tonifica a carne*: banana.
— *Tonifica os fluidos vitais*: abacaxi.
— *Tonifica as gorduras*: iogurte.
— *Tonifica o sangue*: iogurte.

Diabete: cevada.
Dentição: bétele.
Desmaios: uvas.
Digestivo: pepino, tomate, rabanete, funcho, maçã, figo, melão, castanha de caju, manteiga.
Dispepsia: salsão, romão.
Depressão nervosa: abacaxi.
Doenças (prevenção de): pinhão de pinheiro.
Doenças venéreas: manteiga apurada envelhecida.
Dor de cabeça: espinafre.

Dor no coração: lentilha, óleo de rícino.
Dores agudas: laranja.
Dores laterais: mel.

Edema: espinafre, manteiga.
Escarro: cevada, rabanete, salsão, funcho, maçã.
Estômago (problemas de): tomate, limão.
Embrutecimento: mel.
Envenenamento: mel.
Esfalfamento: uva, bétele.

Fadiga: noz de coco, manteiga apurada, óleo de sésamo, xarope de cana.
Febre: cevada, berinjela, limão, uva, leite fresco, leite de cabra.
Fratura: arroz torrado.
Fígado:
— *Estimula*: rabanete, espinafre, limão.
— *Desintoxica*: manga, melão.
Feridas: manteiga apurada envelhecida, mel.
Fezes:
— *Escuras*: cebola, óleo de mostarda.
— *Insuficientes*: cenoura.

Gastrite: limão.
Gastrenterite (preventivo): cebola
Gases: funcho, óleo de rícino, água fervida.
Garganta (dor de): cevada, rabanete, espinafre, limão, abacaxi, romã.
Garganta ardente: espinafre.

Hemorragia: noz de coco.
Hemorróidas: tomate, cenoura, lentilhas, leite coalhado, manteiga, manteiga apurada, lebre, melaço.
Hipertensão: laranja, melão.

Indigestão: limão.
Inteligência (estímulo da): amêndoas, melaço.

Intestinos:
— *Perturbações*: azeitonas, espinafre, azeite; Oclusões: óleo de rícino

Leite Materno (aumento do): funcho, fava

Magreza: manga, óleo de gergelim
Memória: amêndoas, nozes, manteiga
Mental (perturbações): manteiga, banana

Náuseas: sopa de arroz, funcho, lentilhas, água fresca
Nervos (tônico dos): amêndoas, óleo de gergelim
Nervosismo: noz da Índia
Nutritivo: trigo, arroz, maizena, cenoura, beringela, espinafre, maçã, manga, melão, leite fresco

Obesidade: óleo de gergelim
Oligospermia: ovos

Palpitações: romã
Paralisia facial: manteiga
Pele:
— *Dessecação*: uva passa
— *Distúrbios*: óleo de gergelim
Pulmões:
— *Tônico*: figo
— *Lesões*: ovos

Regurgitação: cevada, espinafre
Rim:
— *Purificar os rins*: sopa de arroz, ananás, melão
— *Limpar os rins*: pepino
— *Distúrbios dos rins*: rabanete
Regras:
— *Escuras*: cebola, óleo de mostarda
— *Escassa*: cenoura
Resfriado: aipo, grão-de-bico, bétele, óleo de oliva, mel
Rinite: grão-de-bico

Sangue (purificar o): sopa de arroz, tomate, grão-de-bico, passa, limão, maçã, tâmara, figo, óleo de rícino.

Seborréia: óleo de mostarda

Sexualidade:

— *Afrodisíaco*: cebola, banana, noz, manteiga, frango, carne bovina, caranguejo

— *Tônico*: trigo, aspargo, beringela, manga, leite fresco

Sede crônica: pepino, limão, ananás, noz da Índia

Sono: carne bovina

Sono Infantil: mel

Tônico: trigo, painço, cevada, maçã, banana, pimenta, manga, beringela, cebola, laranja, passa, trigo sarraceno, milho, ervilha verde (petits pois), aspargo, óleo de girassol, frango, carne de lebre, noz da Índia, gergelim, amêndoas, nozes, pinhão.

Tônico infantil: amendoim

Toxinas: cevada, laranja

Toxinas mentais: laranja

Tosse: cevada, rabanete, aipo, couve, lentilha, melaço, laranja, passa, figo, leite de cabra, lebre, ovos

Tuberculose: manteiga batida, caranguejo, mel

Tumores: lentilhas, coalhada, melaço

Urinas:

— *Desordens*: noz da Índia, gergelim

Útero (tônico para o): funcho

Vermes: cenoura, grão-de-bico, limão, laranja, romã, óleo de mostarda

Vertigens: laranja, mel, água fresca

Vesícula biliar (tônico): azeitona, noz da Índia

ANEXO IV

Índice terapêutico das plantas de saúde

Alergias da pele: pimenta-do-reino.
Anemia: curcuma.
Afrodisíaco: feno grego, cardamomo, cravo-de-cabecinha, alho, açafrão, noz-moscada, manjericão.
Apetite insuficiente: alfafa, *Asa foetida*, pimenta-do-reino, pimenta, cominho, canela, cravo-de-cabecinha, funcho, alho, gengibre, açafrão.
Artrite: sassafráz.
Asma: pimenta, salsa.

Borbulha: sene.
Bronquite: alcaçuz.

Catarros: selo-de-salomão.
Calor (sensações de): alcaçuz, lótus.
Coração (tonifica o): lótus.
Cólica: noz-moscada.
Colite: gengibre.
Constipação: aloés, alfafa, alho, rosa, sene.
Comichões: pimenta, selo-de-salomão.
Coriza: pimenta, salsa, canela, gengibre, manjericão.

Diabete: feno grego.
Diarréia: noz-moscada.
Digestão:
— *Fraca*: alfafa, alho.
— *Acidez*: alfafa.
— *Indigestão*: *Asa foetida*, cominho, alho, noz-moscada, hortelã, gengibre.
— *Cólicas*: *Asa foetida*, cardamomo.
— *Vômitos*: cardamomo, cravo-de-cabecinha, funcho.
— *Náuseas*: cardamomo, cravo-de-cabecinha, funcho.
— *Assimilações*: gengibre.
Dores: hortelã.
Dores de cabeça: canela, hortelã.
Disenteria: noz-moscada.

Eczema: salsaparrilha, curcuma.
Escarro (mucosidades): pimenta, selo-de-salomão.
Estômago: cominho.

Fadiga: hortelã.
Febres (crônicas): pimenta, alcaçuz, açafrão.
Fezes:
— *Malformadas*: noz-moscada.
— *Escuras*: cominho, canela, açafrão.
Fígado (problemas do): salsa.

Gases (flatulências): *Asa foetida*, feno grego, cravo-de-cabecinha, alho, gengibre, hortelã.
Garganta: noz-moscada, gengibre.
Gota: sassafráz.

Hemorragia: alcaçuz.
Hemorróidas: lótus (=alcaçuz), sene.
Hipertensão: alho.

Icterícia: salsa, alcaçuz.
Insônia (nervosa): hortelã.

Leite materno:
— *Aumentar*: cominho, alcaçuz.
— *Purificar*: curcuma.

Náuseas: cardamomo.
Nervos:
— *Equilibradores*: alfafa.
— *Histeria*: *Asa foetida*, alcaçuz, valeriana.
— *Letargia*: pimenta-do-reino.
— *Antiespasmódico*: salsa, cominho.
— *Calmante*: coentro, alcaçuz, rosa.

Olhos: alcaçuz.
Órgãos femininos:
— *Útero deficiente*: *Asa foetida*, curcuma.
— *Problemas*: salsa.
— *Pós-parto*: curcuma.
Órgãos masculinos (problemas): salsa.

Pulso (rápido): lótus.

Reumatismo: alho, sassafrás.
Regras:
— *Irregulares*: aloés.
— *Leucorréia + dores lombares*: gengibre.
— *Pouco abundantes*: aloés, canela.
— *Dolorosas*: aloés.
— *Dolorosas com dores lombares*: feno grego.
— *Escuras*: cominho, canela, açafrão.
Rejuvenescimento: alho, alcaçuz.

Sinusite crônica: canela, curcuma.

Tosse: pimenta-do-reino, pimenta, curcuma, salsa, gengibre.

Urina:
— *Escura*: alfafa, sene, funcho, salsa, alcaçuz.
— *Insuficiente*: funcho, feno grego.
— *Problemas urinários*: curcuma.
Urticária: pimenta-do-reino.

Vermes: *Asa foetida.*
Voz (aumento da): alcaçuz.

ANEXO V

Bibliografia

Textos antigos

Charaka samhita, tradução do inglês do Dr. Bhagwan Dash e de R.-K Sharma (Mutilal Press, Varanasi, Índia).

Haritasamhita, tradução francesa de Alix Raison (Institut d'indologie, Pondichéry, Índia).

Ashtanga sangraha, tradução inglesa do Dr. R.-K. Garde (Tarapotelava Sons Ltd, Bombaim, Índia).

Obras recentes

The bandbook of Indian medicine, de T.-G. Ramamurthi Iyer (Sri Satguru Publications, Nova Deli, Índia).

Oud Indian massage, de Harish Johari (De Drichock, Amsterdam, Holanda).

Fundamentals of ayurvedic medicine, do Dr. Bhagwan Dash (Bansal and Co, Nova Deli, Índia).

Ayurvedic medicine, do Dr. Chandrasekar Takhur (Bombaim, Índia).

Ayurveda: mother of healing, do Dr. Vasant Lad (Lotus Press, EUA).

Tradição oral

Advanced course of Ayurveda, Dr. Trivedi (EUA).

Enseignement sur la médecine tibétaine, Dr. Trogawa Rimpoche (Centre Rigpa, Paris).

Enseignement du massage ayur-védique, Swami Anand Yoga (Paris).

Medicina tibetana

The ambrosia heart Tantra, do Dr. Yeshi Donden (Library of Tibetan works and archives, Dharamsala, Índia).

Gso-Ba-Rig-Pa, de Fernand Meyer (Éditions du C.N.R.S., Paris).

Tibetan medical philosophy, de Korvin Krasinski (Éditions Origo, Zürich).

Este livro foi impresso a partir de
fotolitos fornecidos pelo cliente,
pela Ferrari Editora e Artes Gráficas
em Abril de 2006